AF807805

Travaux dirigés
Fiches

BIOLOGIE
NUTRITION ALIMENTATION
SCIENCES MÉDICO-SOCIALES
TECHNOLOGIES

C. MOREL-HAZIZA
Professeur de sciences et techniques médico-sociales

J. GASSIER
Professeur de sciences et techniques médico-sociales

Avec la collaboration de
P. GOURDON professeur BTSE
C. MINCK professeur STMS
V. JOLLY professeur STMS
A. PINQUE professeur BTSE

MASSON

DANGER
LE PHOTOCOPILLAGE TUE LE LIVRE

Ce logo a pour objet d'alerter le lecteur sur la menace que représente pour l'avenir de l'écrit, tout particulièrement dans le domaine universitaire, le développement massif du « photocopillage ». Cette pratique qui s'est généralisée, notamment dans les établissements d'enseignement, provoque une baisse brutale des achats de livres, au point que la possibilité même pour les auteurs de créer des œuvres nouvelles et de les faire éditer correctement est aujourd'hui menacée.
Nous rappelons donc que la reproduction et la vente sans autorisation, ainsi que le recel, sont passibles de poursuites. Les demandes d'autorisation de photocopier doivent être adressées à l'éditeur ou au Centre français d'exploitation du droit de copie : 20, rue des Grands-Augustins, 75006 Paris. Tél. : 01 44 07 47 70.

Dessins : Colette Delfau, Sophie Jacopin

Tous droits de traduction, d'adaptation et de reproduction par tous procédés réservés pour tous pays.
Toute reproduction ou représentation intégrale ou partielle, par quelque procédé que ce soit, des pages publiées dans le présent ouvrage, faite sans l'autorisation de l'éditeur est illicite et constitue une contrefaçon. Seules sont autorisées, d'une part, les reproductions strictement réservées à l'usage privé du copiste et non destinées à une utilisation collective, et d'autre part, les courtes citations justifiées par le caractère scientifique ou d'information de l'œuvre dans laquelle sont incorporées (art. L. 122-4, L. 122-5 et L. 335-2 du Code de la propriété intellectuelle).

© *Masson, Paris, 1999, 2002*
ISBN : 2-294-00818-9

MASSON S.A. – 120, bd Saint-Germain, 75280 Paris Cedex 06.

Présentation de l'ouvrage

Cette pochette de fiches détachables est conçue pour la 1re année du BEP carrières sanitaires et sociales et pour le CAP petite enfance.
Elle est particulièrement adaptée aux cours de **travaux dirigés** et peut aussi servir de support au **travail à la maison** et à des **évaluations formatives**.

L'ouvrage est divisé en **5 chapitres**

- l'enfant de 0 à 3 ans
- l'enfant de 3 à 6 ans
- l'enfant de 6 à 12 ans
- protection sanitaire et sociale de la famille
- le droit de la famille

Un chapitre se compose de plusieurs fiches-cas regroupant des points importants du programme de **sciences médico-sociales**.
Des fiches de biologie, nutrition, technologies ont été introduites lorsqu'elles ont paru nécessaires.

Chaque fiche présente :
- l'objectif
- une mise en situation professionnelle servant de support aux exercices
- une série d'activités

Les fiches ressources, sont dorénavant à la suite des cas concernés. Elles fournissent des éléments de réponses tout en suscitant l'analyse et la réflexion.

Sommaire

1ere PARTIE

L'enfant de 0 à 3 ans

CAS

CAS N° 1

La naissance et l'examen du nouveau-né

Objectif

être capable de déterminer les caractéristiques biologiques du nouveau-né

Mise en situation

Adrien vient de naître. Il pèse 3,7 kg et crie immédiatement. Après lui avoir passé le bracelet d'identité, la sage-femme le met sur le ventre de sa maman. La puéricultrice note le score d'APGAR d'Adrien, puis l'emmène pour son premier examen médical et lui administre les premiers soins.

1 Quelle est la signification du cri chez le nouveau-né?

le cri chez le nouveau né est lié à l'arrivée de l'air dans les poumons.

2 Quels sont les facteurs qui provoquent les premiers mouvements respiratoires?

- compression du thorax
- changement de température.
- baisse du taux d'O_2 - élévation du taux de CO_2

3 Quelles sont les fonctions organiques que le nouveau-né doit assumer seul dès la naissance?

- l'autonomie respiratoire et circulatoire
- l'homéostasie

4 Quel est le risque majeur d'une anoxie[1] à la naissance?

le risque majeur d'une anoxie à la naissance est la survenue de séquelles définitives au niveau du cerveau.

5 Quel est le rôle du bracelet d'identité posé à l'enfant?

le rôle du bracelet posé au nouveau né est d'indiquer son identité, et ainsi d'éviter un échange de bébés à la maternité

6 Justifiez la phrase: «À la naissance, l'enfant doit s'adapter à une vie autonome».

- assurer seul son apport O_2
- être capable de s'alimenter par la bouche
- éliminer les déchets de son métabolisme (diurèse, défécation)

1. Anoxie: manque d'oxygénation

7 Complétez le tableau suivant :

ATTITUDES DU NOUVEAU-NÉ		COMMENTAIRES
Position dorsale	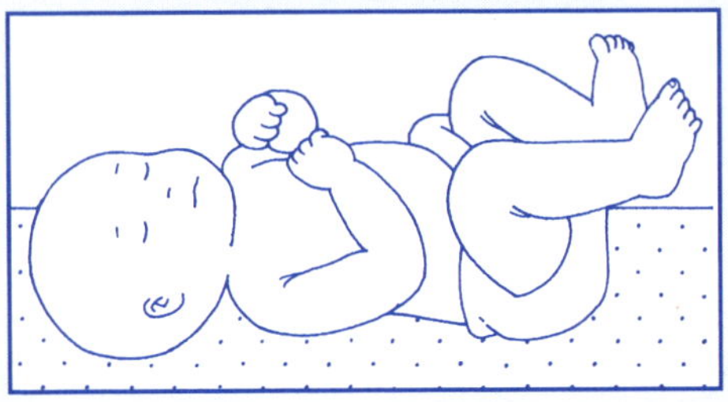	
Position ventrale	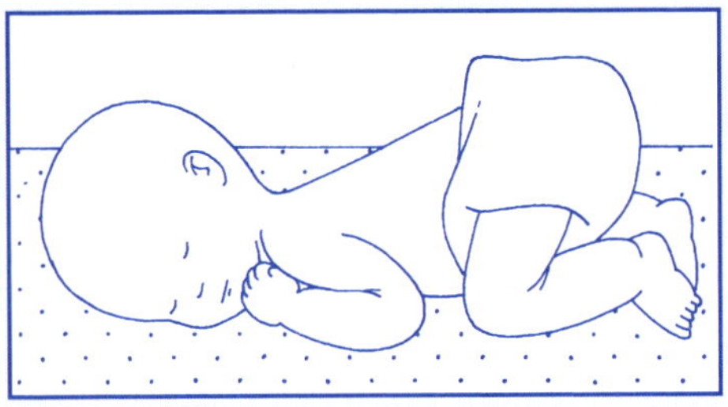	

8 Quels sont les éléments vérifiés au cours du premier examen médical ?

EXAMEN PRATIQUÉ	ORGANES OU FONCTIONS CONTRÔLÉS

9 Quels sont les rythmes respiratoire et cardiaque du nouveau-né ?

CAS N° 1

LE TEST D'APGAR

Notation	*0*	*1*	*2*
Fréquence cardiaque	0	< 100	> 100
Respiration ou cri	pas de mouvements	cri faible	cri vigoureux
Coloration	enfant blanc ou cyanosé	cyanose des extrémités	enfant rose
Tonus	hypotonie globale	flexion des membres	mouvements actifs
Réactivité	aucune	grimaces	cris vifs

• Cotation du score d'Apgar

Cette cotation va permettre d'apprécier l'état clinique d'un nouveau-né dès sa naissance, en salle de travail, et en particulier de vérifier la bonne mise en route des phénomènes respiratoire et circulatoire.

Cette cotation est faite à 1, 3, 5 et 10 min de vie, si c'est nécessaire.

• Interprétations du score d'Apgar

— Un score d'Apgar ≥ 8 correspond à un état normal.

— Un score d'Apgar ≤ 3 correspond à un état de mort apparente et nécessite des gestes de réanimation rapides et efficaces.

La multiplication des appréciations du score d'Apgar est un excellent moyen d'évaluer l'état de l'enfant.

10 **Damien** est né à 7 mois de grossesse. Au moment de la naissance, on remarque :

— une fréquence cardiaque à 60,

— une hypothonie,

— un cri faible,

— peu de réaction aux stimuli,

— une cyanose des extrémités.

• Évaluez le score d'AGPAR de Damien ; que pouvez-vous en déduire ?

SCORE D'APGAR DE DAMIEN

Notation	*0*	*1*	*2*
Fréquence cardiaque		X	
Respiration ou cri		X	
Coloration		X	
Tonus	X		
Réactivité	X		X
Total	0	3	2

• Damien est placé sous respirateur et réchauffé en couveuse ; le score d'AGPAR est refait à plusieurs minutes d'intervalle : 3 min, 5 min, 10 min.

Temps	3 min	5 min	10 min
Score	5	7	8

Quelles conclusions pouvez-vous faire ?

• Quel est le but de ce test ? Pourquoi est-il nécessaire de le refaire à quelques minutes d'intervalle ?

11 Comment expliquer l'hypothonie de cet enfant ?

FICHE RESSOURCE cas n° 1

La naissance et l'examen du nouveau-né

1 L'adaptation de l'organisme du nouveau-né

Pendant la vie intra-utérine, le fœtus est entièrement dépendant de sa mère en ce qui concerne son oxygénation, sa régulation thermique, l'apport des nutriments indispensables à sa croissance et donc son homéostasie. C'est elle également qui le protège contre beaucoup d'aggressions microbiennes.

Au moment de la naissance, il va brusquement devoir assurer et réguler lui-même ces différentes fonctions, et tout particulièrement son oxygénation et l'évacuation du gaz carbonique accumulé dans son organisme.

Pour ce faire, en quelques minutes, il doit:

- acquérir une autonomie respiratoire qu'il n'a jamais eu l'occasion d'expérimenter pendant la vie intra-utérine,
- modifier totalement son système circulatoire,
- assurer son homéostasie.

Toute absence ou imperfection de la mise en route de ces processus peut aboutir à la mort du nouveau-né ou à la survenue de séquelles définitives au niveau d'un organe tout particulièrement vulnérable: le cerveau.

LA RESPIRATION À LA NAISSANCE

Les premiers mouvements respiratoires apparaissent en général dans les vingt secondes suivant la naissance, ce qui correspond au clampage du cordon.

Les alvéoles pulmonaires se déplissent brusquement (tel un parachute), ce qui provoque le cri.

DÉCLENCHEMENT DE LA RESPIRATION

Certains stimuli favorisent ou provoquent les premiers mouvements respiratoires du nouveau-né:

- *stimuli mécaniques*: thorax comprimé lors du passage de la filière génitale; aspiration rhino-pharyngée du nouveau-né;
- *stimuli physiques*: entraînés par la sensation de froid dans certaines zones du cerveau;
- *stimuli chimiques*: baisse d'apport d'oxygène et augmentation du taux de gaz carbonique, réalisant une petite acidose, ce qui a pour effet de stimuler le centre bulbaire de la respiration.

2 Le premier examen médical

Dans de nombreux services, un premier examen est fait dans les 24 heures qui suivent la naissance. Le nouveau-né est ensuite examiné une seconde fois au moment de sa sortie de la maternité.

Cet examen peut se décomposer en quatre parties.

L'INSPECTION

Elle permet d'apprécier le tonus et la motilité spontanée de l'enfant, sa coloration, son état cutané, et de rechercher toute anomalie apparente.

LA PALPATION

En vue de dépister d'éventuelles anomalies, le médecin examine différents organes:

- Le crâne est palpé pour rechercher une bosse séro-sanguine, un céphalhématome, un éventuel chevauchement des sutures; la taille des fontanelles, antérieure et postérieure est appréciée.
- La bouche est examinée à la recherche d'une division palatine.
- L'abdomen est naturellement souple et volumineux. Le médecin recherche le foie, la rate, les reins.
- Les organes génitaux: chez le petit garçon, il recherche la présence, ou l'absence, des testicules dans les bourses.
- Les os et les articulations font l'objet d'un examen *ostéo-articulaire*.
- Les clavicules sont palpées à la recherche d'une éventuelle fracture due à un accouchement difficile.
- L'examen des hanches recherche, par la manœuvre d'Ortolani et de Barlow, un « ressaut », signe d'une luxation des hanches du nouveau-né. Cette anomalie nécessite une radiographie du bassin et un langeage en abduction les premiers mois.
- Les pieds sont examinés afin de rechercher une malposition.
- La colonne vertébrale est palpée du sacrum au cou à la recherche d'une anomalie.

L'AUSCULTATION

- Elle permet d'apprécier le *rythme cardiaque* (120 à 160 battements par minute à la naissance) et de rechercher la persistance d'un souffle systolique.
- Elle permet d'apprécier également le rythme respiratoire (50 à 80 battements par minute) et de rechercher des signes de lutte ou d'encombrement respiratoire.

L'EXAMEN NEUROLOGIQUE

Les réflexes archaïques

Les réflexes archaïques du nouveau-né sont recherchés et permettent d'apprécier le terme de l'enfant.

Le tonus passif

Le nouveau-né à terme présente naturellement une hypertonie qui rend difficile l'extension de ses bras et de ses jambes lors de l'examen, de la toilette ou des changes.

CAS N° 2

Les réflexes archaïques

Objectif

être capable de citer les réflexes archaïques

Mise en situation

au cours d'un stage en maternité vous assistez à la visite médicale d'un nouveau-né

1 Dans quel but le médecin recherche-t-il les réflexes archaïques ?

2 Donnez un titre à chaque dessin.

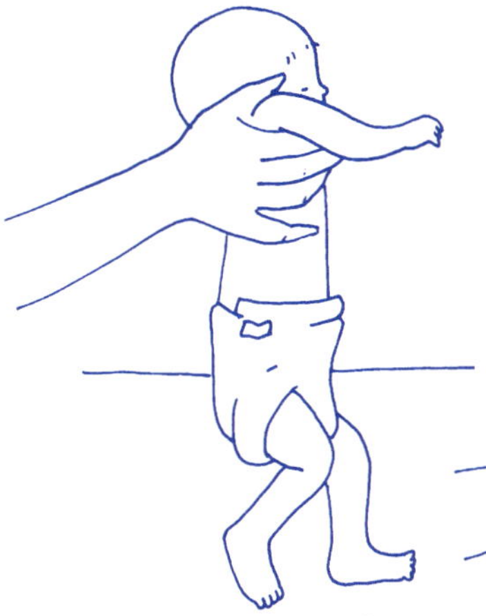

marche automatique

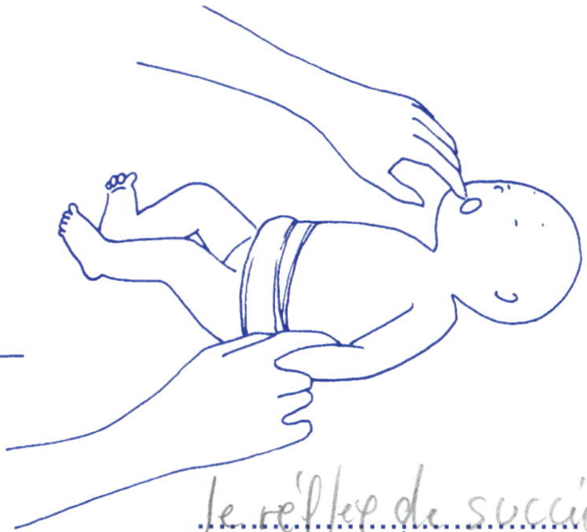

le réflexe de succion ....

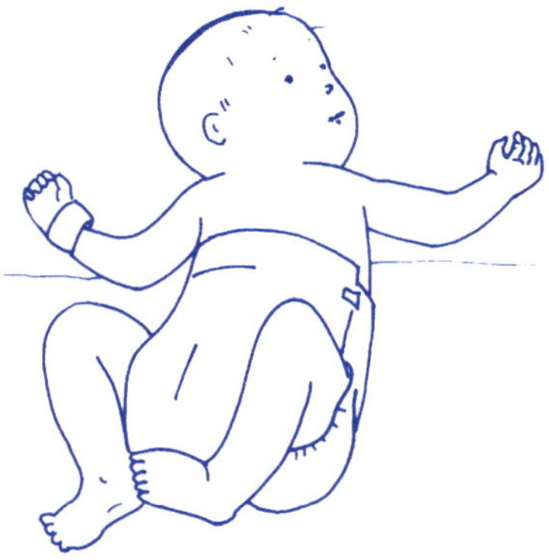

....

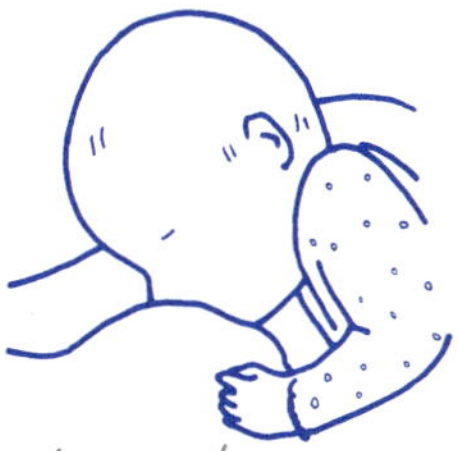

la têtée ....

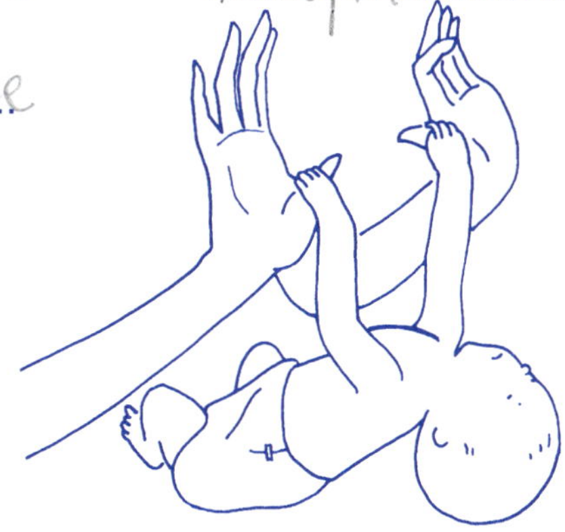

....

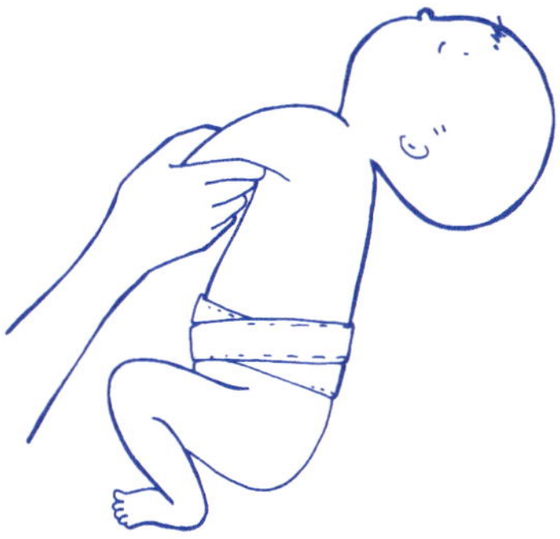

....

3 À la naissance, les réflexes archaïques sont au nombre de 7. Ils persistent jusqu'à :

☐ 15 jours ☒ 2 mois ☐ 6 mois

4 Pourquoi ces réflexes disparaissent-ils ?

FICHE RESSOURCE
cas n° 2

Les réflexes archaïques

Le système nerveux du nouveau-né est immature. Son activité est essentiellement constituée de réflexes. Ces réflexes sont dits « archaïques ». Il réagit aux stimulations par des mouvements non contrôlés. On vérifie ces réflexes à la naissance et pendant plusieurs mois. Leur présence et leur évolution prouve que le système nerveux de l'enfant est normal. Ces réflexes sont présents jusqu'au deuxième mois, sauf le réflexe de la marche automatique, qui ne dure qu'une semaine.
La persistance des réflexes archaïques au-delà du troisième mois peut être le signe d'une anomalie de maturation du système nerveux.

Les réflexes

Le réflexe de Moro (appelé aussi réflexe des bras en croix ou d'embrassement) ; lorsqu'un bruit sec se produit (par exemple : taper dans les mains) l'enfant écarte brusquement les bras, puis les ramène dans un deuxième temps sur sa poitrine. Il peut être provoqué de diverses façons et se manifeste aussi lors de changements de postures.

Le réflexe des points cardinaux : l'excitation de la commissure des lèvres détermine une rotation de la tête dans le sens de la stimulation.

Autres réflexes chez le nouveau-né qui ne sont pas appelés à disparaître définitivement.
– *Le hoquet* qui s'accompagne de mouvements de la langue et de la mâchoire inférieure entrecoupé de pauses.
– *Le bâillement* traduit la fatigue du nouveau-né.
– *L'éternuement* réflexe nociceptif, protecteur, adapté à l'appareil respiratoire.
– *La déglutition* provoquée par le contact d'aliments au niveau du pharynx ou de la langue.

Le réflexe de *grasping* (appelé aussi d'agrippement) : l'excitation de la paume de la main du nouveau-né par un objet détermine une flexion des doigts très ferme sur cet objet (c'est un réflexe de préhension). Il existe aussi un *grasping* des orteils moins intense.

Le réflexe de *succion* : l'excitation des lèvres du nouveau-né donne lieu à un mouvement de succion rythmique.

Le réflexe de *redressement statique* : l'enfant a tendance à étendre ses membres inférieurs lorsqu'on exerce une pression sur les plantes des pieds (le talon en particulier). Cette réaction va disparaître vers le deuxième mois pour réapparaître plus tard dans sa forme active chez l'enfant capable de redressement.

Le réflexe de la *marche automatique* : l'excitation de la plante des pieds du nouveau-né (mis debout au contact d'une table, par exemple) détermine un mouvement des jambes qui rappelle la marche.

CAS N° 3

La régulation thermique

Objectif

être capable de reconnaître les signes d'hypothermie et d'hyperthermie et de mettre en œuvre des actions de prévention

Mise en situation

au cours d'un stage à la maternité, vous remarquez que certains nouveau-nés sont placés quelques heures en couveuse. Ils ne sont pas prématurés mais leur température est de 36 °C

1 À partir de quelles informations le cerveau régule-t-il la température corporelle?

LA RÉGULATION THERMIQUE

Au cours de la vie fœtale, la régulation thermique de l'enfant est assurée par l'organisme maternel. Après la naissance, cette fonction est assurée par « l'hypothalamus ». Celui-ci fonctionne comme un véritable thermostat sur base d'informations provenant de la peau, du sang et du cortex cérébral. Ce fonctionnement reste imparfait pendant les premiers mois de vie. Le nouveau-né prend la température du lieu. On sait que toute *hypothermie* ou *hyperthermie* peut avoir de graves conséquences.
La température corporelle normale est de 37 °C.

- Quelles sont les particularités de la régulation thermique chez les nouveau-nés?

- Dans quel but certains sont-ils placés en couveuse?

2 Recherchez les termes

— Hypothermie :

— Hyperthermie :

3 Complétez le tableau.

	Hypothermie	**Hyperthermie**
Facteurs de risque		
Conséquences		
Prévention		

FICHE RESSOURCE

cas n° 3

La régulation thermique

1 L'hyperthermie

L'hyperthermie est une élévation anormale de la température au-dessus de 37,5 °C.
Ses causes sont multiples. Les complications peuvent être graves chez le jeune enfant : convulsions, déshydratation aiguë. La lutte contre l'hyperthermie est donc une préoccupation fondamentale.

a. Causes

— Hyperthermie liée à une infection (maladies éruptives, otite, rhinopharyngite, angine, etc.) ;
— hyperthermie consécutive à une vaccination (ex : contre la coqueluche et la rougeole) ;
— hyperthermie consécutive à un coup de chaleur.

b. Hyperthermie majeure

Il s'agit d'une fièvre supérieure à :
— 39 °C chez le nouveau-né ;
— 41 °C chez le nourrisson et l'enfant.
Cette fièvre entraîne une hospitalisation urgente car des complications peuvent survenir : convulsions, déshydratation aiguë, troubles rénaux, etc.
La thermolyse est proportionnelle à la surface de la peau exposée à l'air. Or si le bébé habillé, couché dans son berceau et recouvert, est en position ventrale, seule une partie de la face est en contact avec l'air. Si la température ambiante est trop élevée, si le bébé est trop couvert, ou s'il a de la fièvre, il ne peut réguler sa température, et une hyperthermie majeure peut survenir qui, associée à des troubles cardio-respiratoires, peut provoquer la MSN.
Par contre, si le bébé est couché sur le dos, toute sa face est exposée à l'air, et il peut repousser plus facilement ses couvertures.

c. Lutte contre l'hyperthermie et traitement de la déshydratation

— Faire boire souvent l'enfant ;
— aérer les pièces où il vit ;
— éviter les expositions prolongées au soleil ;
— prévoir chapeaux, parasols ;
— ne pas trop couvrir l'enfant ;
— ne jamais laisser un enfant dans une voiture au soleil ;
— ne jamais laisser un bébé dans un landau avec la capote relevée sous le soleil ;
— repérer les premiers signes du coup de chaleur ;
— allonger l'enfant dans une pièce fraîche, bien ventilée ;
— déshabiller l'enfant ;
— le rafraîchir avec des linges humides ;
— lui donner à boire de petites quantités d'eau salée ;
— surveiller la température de l'enfant.

2 L'hypothermie

L'hypothermie est une baisse anormale de la température au-dessous de 36 °C.
Le principal danger de l'hypothermie est l'*hypoglycémie*.
Mécanisme : la lutte entreprise par l'organisme pour lutter contre l'hypothermie augmente la consommation du sucre, d'où l'hypoglycémie. Celle-ci est nuisible au développement cérébral.

a. Causes

Chez le nouveau-né et le nourrisson, elle est fréquente. Chez l'enfant plus grand, elle peut être liée :
— à un état de choc ;
— à certaines maladies ;
— à des refroidissements (causes extérieures).

b. Traitement

Il faut soigner la cause et la prévenir.
Dans les accidents graves, il faut toujours couvrir l'accidenté pour éviter un refroidissement.
Dès la naissance, il faut éviter au bébé un refroidissement :
— essuyer l'enfant rapidement ;
— le recouvrir d'un lange chaud (quand il est sur le ventre maternel) ;
— donner les soins sous une lampe chauffante ;
— veiller à la température ambiante ;
— reconnaître chez l'enfant les signes d'une hypothermie (peau froide, pâleur, cyanose…) ;
— prévenir la puéricultrice ;
— lui prendre la température et le surveiller régulièrement ;
— le couvrir ;
— réchauffer la pièce (ne pas oublier les saturateurs pour humidifier l'air chaud) et le lit (avec la bouillote) ;
— lui donner à boire des boissons chaudes.
Dès les premiers jours du nouveau-né, le développement explosif du cerveau contraste avec l'immaturité du tube digestif.
L'aliment idéal à cette période de la vie est alors le lait maternel.
Sa supériorité sur le lait de vache, même quand celui-ci a subi des transformations, tient à plusieurs raisons.
La composition en nutriments du lait maternel s'adapte parfaitement aux besoins de l'enfant (qui varient au cours de la croissance mais aussi au cours d'une journée et même lors d'une tétée).
De plus, il est rapidement digéré et n'entraîne pas d'intolérances alimentaires, contrairement à certains laits pour nourrissons.
Par ailleurs, le lait maternel protège le nouveau-né contre les infections grâce aux anticorps de la mère qu'il contient (ce qui n'est pas le cas des laits commercialisés).
Il est important que le nourrisson puisse assouvir sa faim dès qu'il le désire et, malgré une disponibilité permanente obligatoire de la mère, celle-ci, lorsqu'elle allaite, a l'avantage de pouvoir répondre à la demande très rapidement.
Néanmoins, les laits pour nourrissons qui nécessitent une logistique astreignante (prévision des achats, préparation des biberons, stérilisation), ont l'avantage de décharger la mère de temps en temps, puisqu'une tierce personne peut donner le biberon.
Par ailleurs, il est évident que l'allaitement maternel favorise les contacts corporels entre la mère et le nouveau-né ; mais un biberon donné avec amour permet aussi d'apporter à l'enfant un échange bénéfique.

CAS N° 4

L'alimentation du nouveau-né

Objectif

être capable de déterminer les facteurs influant sur l'acquisition de la propreté. Avoir une attitude éducative

Mise en situation

stagiaire en crèche, vous participez à l'éducation à la propreté des enfants

1 Attribuez un titre à chaque paragraphe du document ci-dessous. Vous choisirez ce titre parmi les suivants :

— la fréquence des prises alimentaires,

— la quantité de nourriture absorbée,

— la qualité de l'alimentation.

L'ALIMENTATION DE LA NAISSANCE À 4 MOIS

Certains critères doivent être respectés pour satisfaire les besoins du nourrisson :

— la croissance très rapide • poids de naissance × 2 à 6 mois
• taille augmentée de 50 % la 1re année
implique des besoins nutritifs importants.

• ....

— pendant les premiers mois, l'anatomie et le fonctionnement de l'appareil digestif ne peuvent supporter qu'une alimentation lactée.

• ....

— la taille réduite de son estomac et son incapacité à constituer des réserves ne permettent pas d'espacer les repas ni d'en augmenter le volume.

• ....

2 Répondez aux questions suivantes :

• Quelle est la durée de la période conseillée pour l'allaitement maternel du nouveau-né ?

• Quels avantages cela présente-t-il pour l'enfant ?

— au niveau physique ?

— au niveau psychologique ?

3 Complétez le tableau des avantages et des inconvénients du lait maternel et artificiel.

ALLAITEMENT ARTIFICIEL	ALLAITEMENT MATERNEL
Avantages	
—	—
—	—
	—
	—
Inconvénients	
—	—
—	
—	

4

L'ALLAITEMENT MATERNEL

Au cours des deux dernières décennies on a insisté, à juste titre, sur l'importance de l'allaitement maternel.

Il faudrait que celui-ci se prolonge au minimum jusqu'à l'âge de 3 mois et il faudrait répéter comme un slogan que la grossesse « cela dure un an ».

Tout ce qui a été écrit sur le lait de femme, sur le rôle irremplaçable en matière de protection immunitaire et qui a été à l'origine d'améliorations indiscutables des laits artificiels proposés aux nourrissons, est tellement fondamental, qu'on s'étonne encore de voir que seulement la moitié des femmes allaitent leur bébé et cela malheureusement pendant quelques semaines.

Il faut absolument qu'une propagande intelligente, associée à des ajustements législatifs permettant aux femmes de prendre des congés de maternité suffisants, puisse faire monter le taux d'allaitement jusqu'à celui que l'on a obtenu en Finlande où près de 100 % des femmes allaitent leurs enfants au moins pendant 3 mois.

Le bénéfice pour l'enfant est double : physique et psychologique.

Cela représente également un gain pour la communauté, lorsque l'on peut diviser par 3 la fréquence des hospitalisations chez les enfants nourris au sein, protégés par les anticorps de leur mère.

On a certes attribué au lait de femme encore d'autres vertus : protection contre les maladies allergiques, protection contre l'athérosclérose, l'obésité voire le diabète.

Tout cela est beaucoup moins certain, il n'y a pas besoin d'en rajouter. Ce qui est sûr c'est que les efforts d'information n'ont pas encore été suffisants et qu'il faut les poursuivre avec conviction.

■ *Nutrition de l'enfant et de l'adolescent,*
Comité d'Éducation pour la Nutrition.

CAS N° 5

La croissance staturo-pondérale

Objectif

indiquer l'intérêt des courbes de taille et poids dans le suivi sanitaire de l'enfant

Mise en situation

stagiaire dans une crèche, vous participez à la pesée et à la mensuration des enfants qui a lieu tous les mois avant la visite du pédiatre

- Établissez les courbes de poids des enfants. Commentez-les.
- Quelles sont les caractéristiques d'une courbe normale ?
- Quels sont les éléments qui peuvent influer sur ces courbes de poids ?

I

Damien, 3 ans, est né à terme avec un poids de 4 kg. C'est un enfant qui a toujours eu un gros appétit, à la grande satisfaction de sa grand-mère qui en a la garde pendant le travail de sa mère. « Dans la famille, on fait plus envie que pitié ! » dit-elle en parlant du père et des oncles de Damien qui souffrent de surpoids. Croyant bien faire, la grand-mère donne à son petit-fils tout ce qui lui « fait plaisir », gâteaux, bonbons, chocolat... et elle est ravie lorsque l'enfant a fini son plat et demande à être resservi.

Évolution du poids de Damien

âge en mois	**N**	**3**	**6**	**9**	**12**	**15**	**18**	**21**	**24**	**27**	**30**	**33**	**36**
poids	3,5	6	8	10	11,5	12,5	13,7	14,6	15,5	16	16,8	17,5	18

- Allure de la courbe de poids
- Retrouvez les éléments qui peuvent expliquer cette courbe.

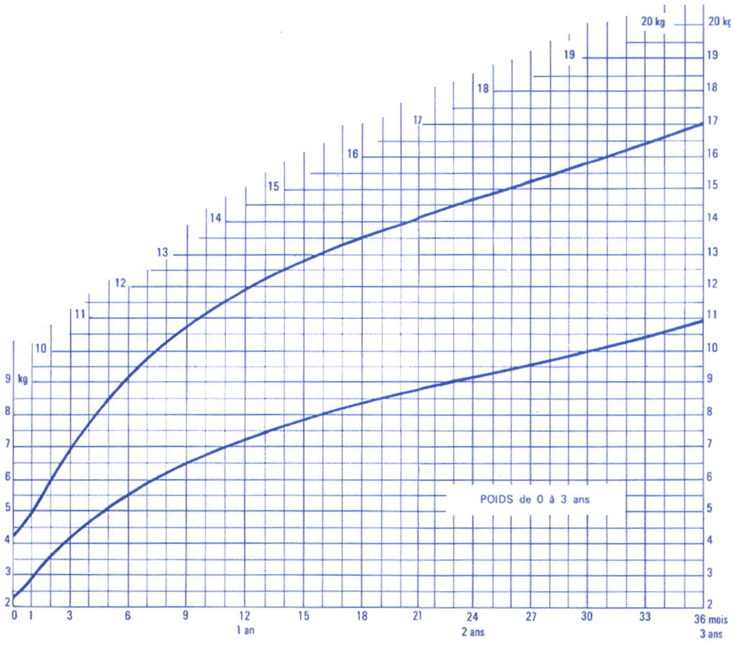

CAS N° 5

2

Lucie, 2 ans, est née avec un poids de 3,5 kg. Dès sa naissance, les médecins ont dépisté une grave allergie au lait. Elle ne doit consommer aucun produit qui pourrait contenir du lait ou des produits laitiers (beurre, crème, yaourt, entremets, pâtisseries...).
Dans quelques mois, les médecins introduiront peu à peu le lait sous surveillance à l'hôpital. À 6 mois, une petite fille qui jouait avec elle lui a donné un biscuit qui contenait du lait. Lucie a eu une diarrhée très importante avec des lésions intestinales ce qui a entraîné son hospitalisation pendant 3 semaines.

Évolution du poids de Lucie

âge en mois	**N**	**3**	**6**	**7**	**8**	**9**	**12**	**15**	**18**	**21**	**24**
poids	3,5	5,5	7,2	6,5	6,5	6,5	7,5	8	8,5	9	9,6

• Allure de la courbe de poids

• Quelle indication peut-on déduire de cette courbe ?

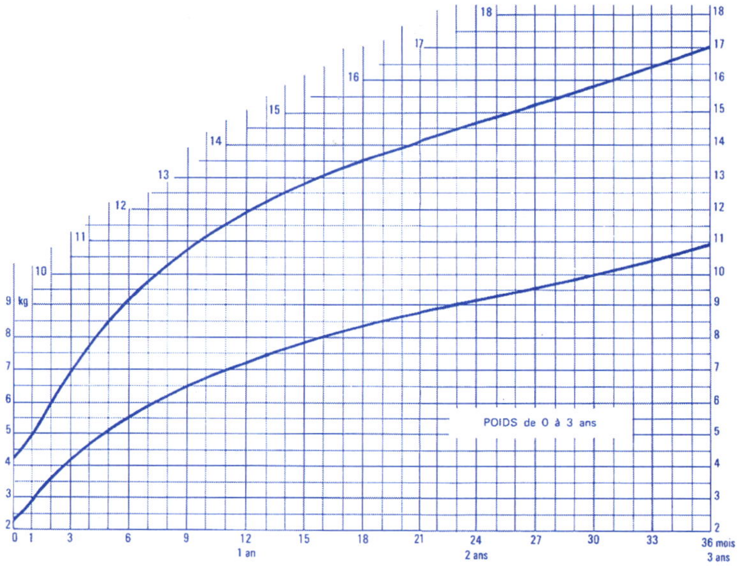

3

Justine, 3 ans, est née prématurément à 7 mois de grossesse. Son poids était de 1,5 kg. Elle est restée 3 mois en service de pédiatrie, jusqu'à ce que les médecins considèrent qu'elle pouvait rentrer chez ses parents en toute sécurité. C'est une petite fille très vive, qui est en bonne santé. Elle a un petit appétit, mais mange de tout.

Évolution du poids de Justine

âge en mois	**N**	**3**	**6**	**9**	**12**	**15**	**18**	**21**	**24**	**27**	**30**	**33**	**36**
poids	1,5	2	2,7	4,0	5,0	6,1	6,6	7,5	7,8	8,5	9,3	9,8	10,2

• Allure de la courbe de poids

• Cette courbe est-elle rassurante ?

• Pourquoi ?

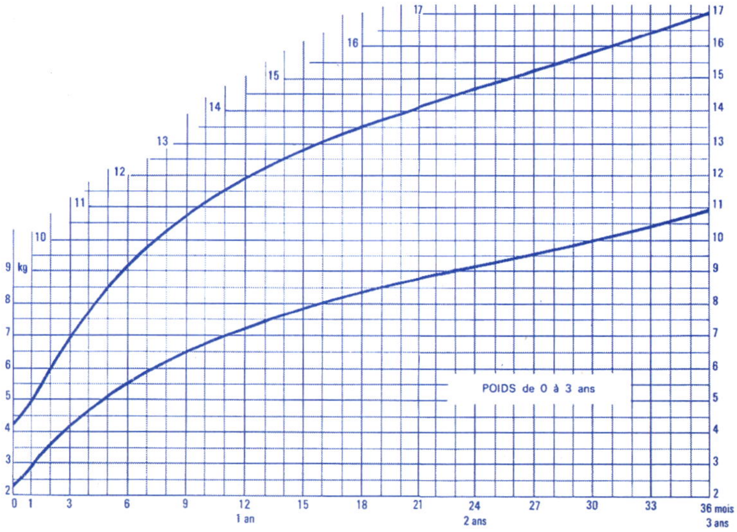

4 Quels sont les éléments qui peuvent influer sur ces courbes de poids ?

5 La croissance staturale

Établir la courbe de croissance de Marine, 2 ans. Ses parents sont grands, Marine n'a pas souffert de maladies graves dans sa petite enfance et sa mère veille à ce que son alimentation soit riche en produits laitiers.

Âge en mois	**N**	**1**	**3**	**6**	**12**	**18**	**24**
Taille en cm	50	54	60	66	75	80	89

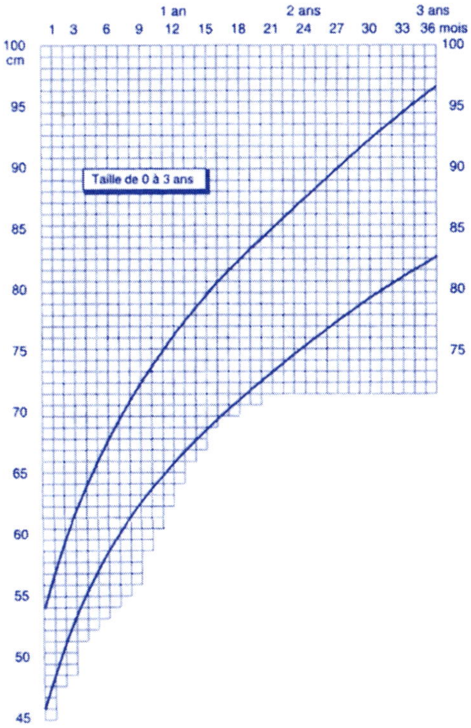

• De quels facteurs dépend la taille d'un enfant ?

• Quelles anomalies peuvent être dépistées par l'observation de la courbe de croissance ?

• Quels sont les signes d'une croissance staturo-pondérale harmonieuse ?

FICHE RESSOURCE cas n° 5

La croissance staturo-pondérale

LA CROISSANCE STATURALE

La croissance en taille est un indice de bonne croissance. La taille est déterminée par des facteurs génétiques et sa courbe est moins sensible que le poids aux maladies de la petite enfance.
Toutefois, de nombreux facteurs ont une influence sur la croissance. L'anomalie de l'un d'entre eux peut être la cause d'un retard statural :

- **Les facteurs nutritionnels :** carences en vitamines, en produits laitiers et en protéines ;
- **Les facteurs osseux :** maladies constitutionnelles du squelette ;
- **Les facteurs hormonaux :** hormones thyroïdiennes, hormones de croissance, hormones sexuelles (à la puberté) ;
- **Facteurs héréditaires :** existence de petites tailles dans la famille.

Des repères très schématiques soulignent le rythme de croissance accélérée de cette période, et sont parfois utilisés pour évaluer rapidement (mais aussi approximativement) l'évolution pondérale d'un enfant durant les 2 premières années de sa vie.

ÉVOLUTION PONDÉRALE DE 0 À 2 ANS

poids de naissance (PN)	=	3300 g (± 500 g)
vers 5 mois	=	PN × 2
vers 1 an	=	PN × 3
vers 2 ans	=	PN × 4

Le poids est une mesure simple de la croissance. Très sensible aux facteurs extérieurs occasionnels, et à l'alimentation, la surveillance de la croissance pondérale repose essentiellement sur l'observation d'une *courbe* établie à partir des mesures mensuelles.
Le développement d'un enfant est *normal* lorsque ses mesures de croissance forment une courbe *ascendante, régulière, comprise entre les limites de distribution* qui encadrent la majorité de la population de référence.
Remarques: Il convient d'attacher plus d'importance à la régularité de la courbe qu'au poids de l'enfant.

RÔLE DE LA COURBE DE POIDS DANS LA SURVEILLANCE DE L'ENFANT

Durant la petite enfance, la courbe de croissance pondérale permet:
- de réajuster un régime trop ou trop peu nourrissant,
- de dépister une pathologie ou d'en surveiller l'évolution,
- d'entreprendre une action éducative auprès des parents concernant la diététique, ou
- de les faire participer à la surveillance de leur enfant en utilisant sa courbe de poids pour expliquer son état (par exemple, en cas de troubles métaboliques ou en présence de toute autre pathologie).

Bien sûr, la courbe de poids n'est pas le reflet exclusif de la bonne santé d'un enfant. La coloration des téguments, l'état trophique des muscles et le pannicule adipeux[1] sont aussi à considérer.
Enfin, son appétit, son comportement et l'état des selles (chez le tout jeune enfant en particulier) compléteront les éléments à prendre en compte pour juger du bon état de santé d'un enfant.

1. Au cours de la 1re année, le pannicule adipeux se développe et donne à l'enfant un aspect potelé qui ne doit pas être confondu avec un embonpoint excessif ou une obésité. Il disparaît progressivement à l'âge de la marche.

CAS N° 6

La croissance osseuse

Objectif

décrire les caractéristiques de la croissance staturale chez l'enfant

Mise en situation

dans la crèche vous êtes responsable de la mensuration des enfants tous les mois

1 La courbe de croissance staturale reflète la vitesse de croissance de l'enfant.

Quelles sont les périodes au cours desquelles la croissance est la plus rapide ?

2 Complétez le schéma.

EXPÉRIENCE

1re expérience

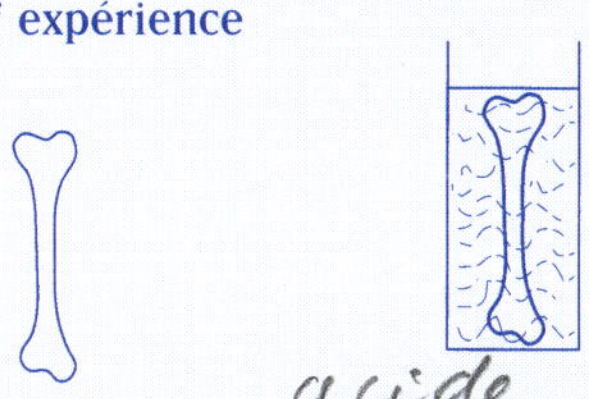

Os frais

acide chloridrique

RÉSULTAT

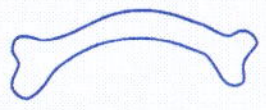

l'os devient mou il ne reste que l'osseine

La substance osseuse contient :

Une matière organique vivante : l'osseine

Première expérience : une mise en évidence de ....

EXPÉRIENCE

2e expérience

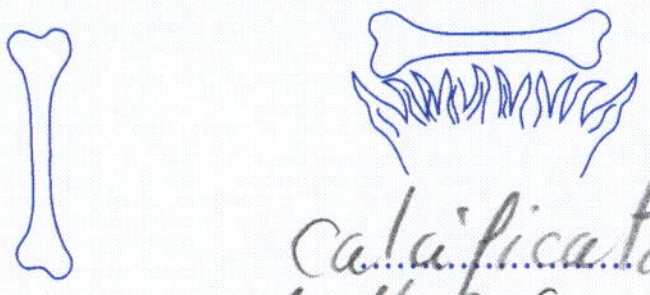

Calcification de l'os sur la flamme

RÉSULTAT

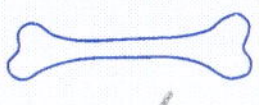

l'os reste dur prend une teinte blanche il reste les sels minéraux

La substance osseuse contient :

Une matière minérale inerte : les sels minéraux (calcium)

Deuxième expérience : une mise en évidence de ....

• Le tissu osseux se compose de deux éléments :

– un élément organique : l'osseine

– un élément minéral : les sels minéraux (calcium)

• Quelles sont les proportions de ces éléments dans l'os ?

1/3 d'osseine et 2/3 de sels minéraux.

CAS N° 6

3 La croissance staturale est due au développement des os. Titrez et légendez le schéma 2.

le squelette

4 Annotez le schéma 3, donnez-lui un titre.

• 1 le cartilage articulaire • 2 os spongieux • 3 le périoste

• 4 la moelle • 5 os compact

• Quel est le rôle des points d'ossification?

est de permettre d'apprécier la formation du tissu osseux à partir du tissu cartilagineux.

• Quelles différences remarquez-vous entre l'os d'un adolescent et celui d'un adulte?

jusqu'à 11 ans, l'âge osseux est précisé par la recherche des points

• Quel est le rôle:

– du périoste? est de permettre la croissance de l'os en épaisseur.

– du cartilage de conjugaison?

est de permettre la croissance de l'os en longueur

SCHÉMA 2

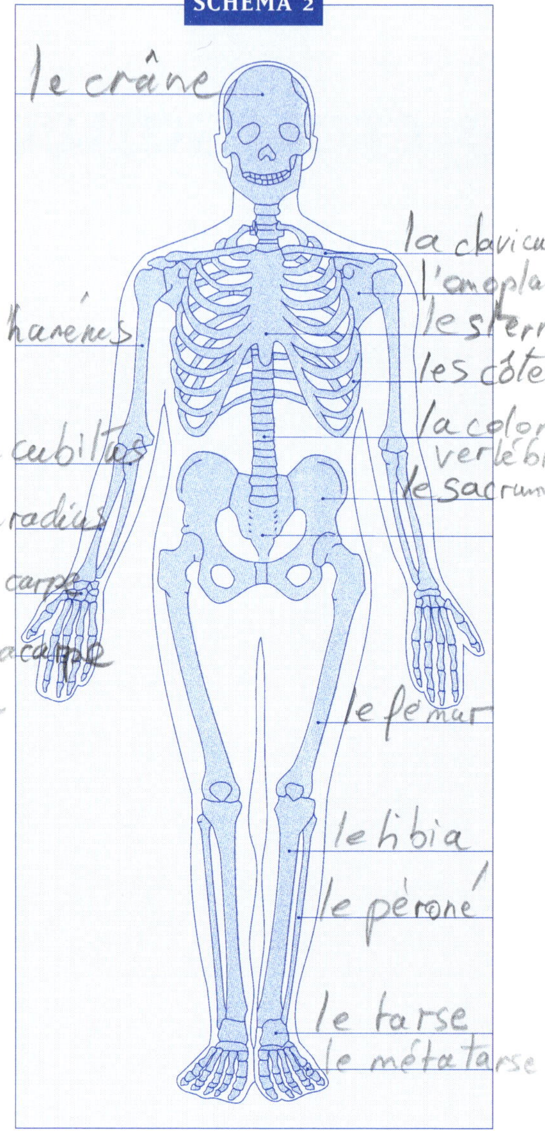

SCHÉMA 3

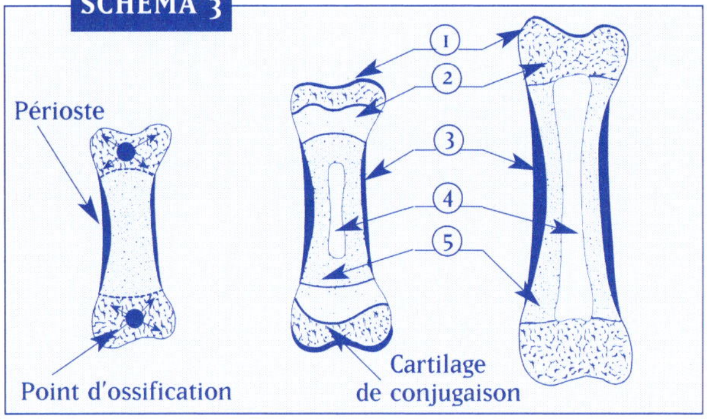

1 Enfant **2 Adolescent** **3 Adulte**

EXPÉRIENCE SUR LA COMPOSITION CHIMIQUE DE L'OS

La substance fondamentale du tissu osseux est formée d'une matière organique appelée osséine imprégnée de matières minérales (sels de calcium).

• Première expérience. – Si nous introduisons un os dans un tube contenant de l'acide chlorhydrique (HCl) dilué, il y a effervescence et, peu à peu, l'os devient mou. Il se dégage des bulles gazeuses (dégagement de CO_2). La matière minérale qui assurait la résistance qui reste, s'appelle l'« osséine ». Elle a une composition proche du tissu conjonctif: c'est de la gélatine (ou colle d'os). Elle représente le tiers de l'os.

• Deuxième expérience. – Si nous brûlons un os frais, il se dégage un odeur de corne brûlée. Peu à peu, l'os devient blanchâtre et poreux; ainsi, nous avons fait disparaître la partie vivante de l'os (l'osséine) et nous avons mis en évidence la matière qui donne à l'os sa dureté: les sels minéraux (calcium et phosphore). Ils représentent les deux tiers de l'os.
Dans les 2 cas, l'os garde la même forme: osséine et sels minéraux sont donc étroitement mêlés.

CAS N° 7

Le comportement alimentaire

Objectif

être capable de décoder les expressions d'un nourrisson face à la nourriture et avoir un comportement adapté

Mise en situation

stagiaire dans une section de bébés à la crèche, vous participez au repas des nourrissons et observez leurs réactions face à la nourriture

1 Complétez le schéma avec les mots fournis.

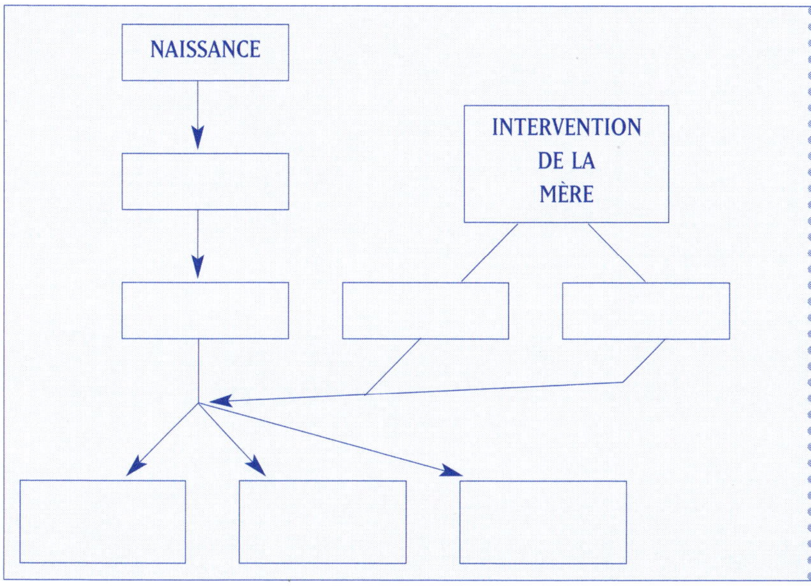

- Découverte de l'autre
- Déplaisir
- Apport de nourriture
- Tension « avoir faim »
- Apport affectif
- Sentiment de sécurité
- Satisfaction plaisir

2 Retrouvez 4 éléments qui permettent d'établir une relation sécurisante et affective au moment du repas.

-
-
-
-

3 Les mimiques d'un visage sont des formes d'expression de l'enfant. Si l'on donne à goûter à des nouveau-nés des échantillons de saveurs différentes, les expressions sont évidentes.

- Inscrivez le numéro de la vignette dans la case correspondante.
- Indiquez les saveurs reconnues par le nouveau-né.
- Encadrez la saveur la plus appréciée.

CAS N° 7

Échantillon	Jus de citron	Eau	Sirop de fraise	Eau salée	Quinine (amer)
Expression	Pince les lèvres	Neutre	Sourire	Recrache	Haut-le-cœur
Vignette n°	3	1	2	5	4
Saveur reconnue					

À ces nourrissons de moins de six heures et qui n'ont encore jamais absorbé le moindre aliment, on a offert successivement un échantillon des saveurs (une goutte à chaque fois). Leurs réactions sont claires.

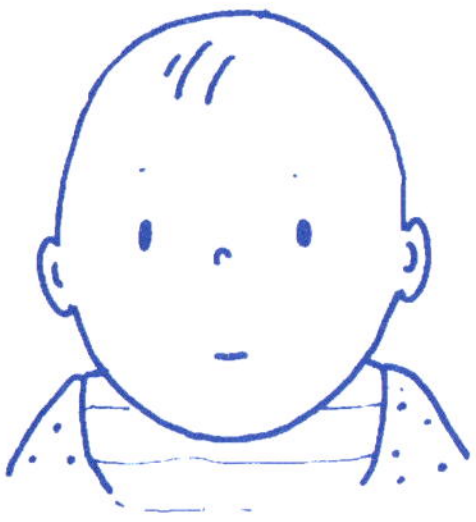

1

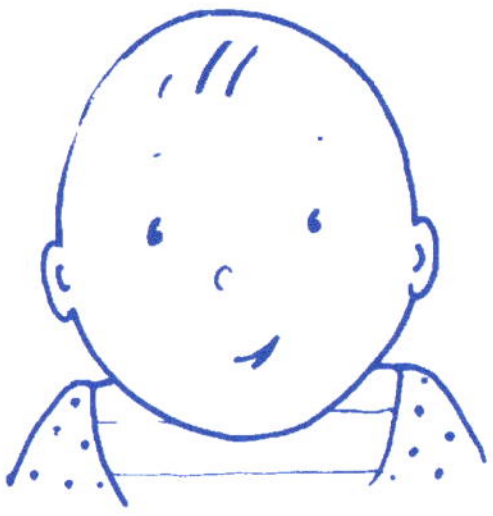

2

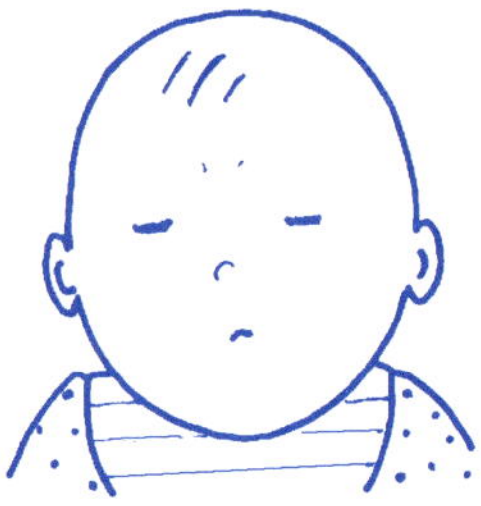

3

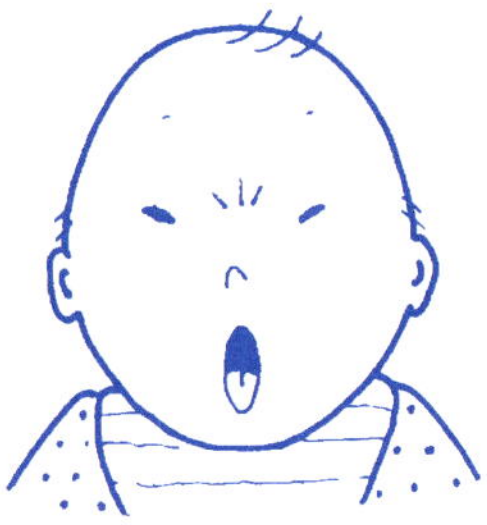

4

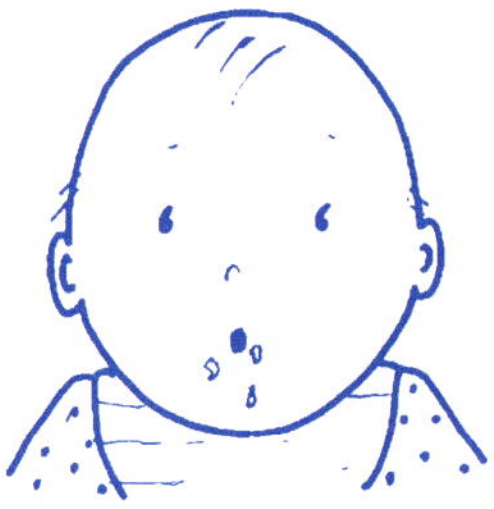

5

4 Émilie 10 mois a un petit appétit. Sa maman ajoute toujours du sucre dans les purées pour l'inciter à mieux manger.

• Que pensez-vous de cette attitude ?

je pense que, c'est une erreur car l'enfant va être habituée aux sucres

• Quelles conséquences peut-elle avoir sur l'éducation future du goût ?

5 Pourquoi est-il recommandé de ne pas mélanger les aliments dans l'assiette ?

FICHE RESSOURCE

cas n° 7

Le comportement alimentaire

De nos jours tous les professionnels de la petite enfance s'accordent à souligner l'importance des aspects psychologiques de l'alimentation. Il est désormais entendu que l'alimentation joue un rôle primordial dans l'établissement de la relation affective mère-enfant ou référent(e)-enfant.

1 Naissance de la relation affective

Avant sa naissance, l'enfant vivait dans un état de parfaite harmonie, ses besoins étant satisfaits par le biais du placenta et du cordon ombilical.

Après la naissance, l'enfant découvre et éprouve une sensation de faim. Il ressent une tension intense, source de déplaisir. Incapable de trouver seul sa nourriture, il dépend de son entourage pour satisfaire son besoin de nourriture. Par son intervention, sa mère va lui apporter la nourriture, mais par ses gestes, ses paroles, cette mère va aussi lui témoigner son amour, le rassurer et finalement lui procurer une sensation de sécurité. En supprimant la tension « avoir faim » et, par le climat que cette mère va savoir créer, l'enfant va découvrir la notion de plaisir. L'enfant connaît sa première expérience de « satisfaction » et découvre l'importance de l'autre.

Au début, la relation alimentaire est liée essentiellement à la mère. « Sein-biberon-mère-nourriture » sont confondus.

Au moment du sevrage, l'enfant apprend à manger seul, une relation différente s'établit d'avec sa mère.

La relation affective acccompagnant l'acte de nourrir est fondamentale. Il ne s'agit pas « d'abreuver » un enfant mais d'entrer en communication avec lui. Il importe que le personnel de la petite enfance sache que donner un biberon, une cuillerée, est loin d'être un acte anodin. En plus du confort (position semi assise ou assise), un contact avec l'enfant doit s'établir (bras pour les petits, aide de la main, assis à côté et regards pour les plus grands). Il s'agit d'établir une communication sécuritaire.

2 Pour que manger soit un plaisir

Pour que manger soit et reste un plaisir, l'adulte doit respecter l'enfant dans ses différents besoins et désirs : respecter son goût, son appétit, son rythme, son besoin d'autonomie.

A) RESPECT DU GOÛT DE L'ENFANT

Le goût se développe considérablement au cours de la 1re année lorsque le plaisir est lié à la bouche, d'où l'importance :

- de varier l'alimentation,
- de ne proposer qu'un seul aliment à la fois,
- de ne pas mélanger les aliments dans l'assiette,
- de nommer les aliments, de verbaliser les sensations gustatives (saveur, température, odeur).

B) RESPECT DE L'APPÉTIT DE L'ENFANT

L'enfant connaît ses besoins, il faut lui faire confiance. Des enfants seront des gros mangeurs d'autres seront de petits mangeurs. De plus, d'un jour sur l'autre, un même enfant peut avoir des variations d'appétit. Comme l'adulte, l'enfant peut ne pas avoir faim, il faut lui accorder ce droit. Un enfant sain ne se laissera jamais mourir de faim. Seul un refus répété de nourriture ou une consommation excessive doivent alerter l'adulte. Par ce moyen, l'enfant cherche à exprimer une souffrance, une volonté ; c'est à l'adulte de savoir décoder le message et d'apporter une réponse adaptée.

C) RESPECT DU RYTHME BIOLOGIQUE DE L'ENFANT

Le respect du rythme de l'enfant impose de :

- ne pas le réveiller pour manger,
- ne pas l'empêcher de s'endormir parce que c'est l'heure du repas.

L'adulte doit reconnaître les cris de l'enfant, savoir les interpréter. L'enfant qui pleure n'a pas forcément faim.

D) RESPECT DU BESOIN D'AUTONOMIE

En grandissant, l'enfant éprouve le besoin de participer aux activités lui procurant du plaisir. Devenant de plus en plus autonome, il passe progressivement d'une alimentation liquide à une alimentation en petits morceaux, du biberon à la tasse, puis à la cuillère, des bras de l'adulte à l'installation dans la chaise, puis au repas pris à table.

Au cours de la 1re année, l'enfant éprouve un grand plaisir à têter, l'introduction de la tasse ne doit pas entraîner la suppression du biberon. Ce n'est que lorsque l'enfant aura eu suffisamment de plaisir à têter qu'il décidera seul de renoncer au biberon pour d'autres plaisirs, ex. : prendre ses repas à la table de sa famille ou de la crèche.

Très tôt, l'enfant éprouve le besoin de manger seul, avec ses mains. Ce désir de manipulation répond à un besoin de découvrir, elle lui permet de développer son sens du toucher lui procurant par contrecoups, une source de plaisir.

L'alimentation diversifiée

Objectifs

— savoir programmer l'introduction des différents aliments dans la ration

— savoir justifier la texture des préparations en fonction de l'âge

Mise en situation

stagiaire dans une crèche, vous participez aux repas des enfants dans différentes sections

1 Répondez aux questions suivantes :

• Citez la raison pour laquelle l'introduction d'aliments autre que le lait, ne se fait pas dès la naissance :

• Citez l'étape de la croissance à partir de laquelle il est possible d'introduire des aliments en morceaux :

• Quelle quantité minimum de « lait de suite » est-il nécessaire de conserver dans l'alimentation de l'enfant de moins de 1 an ?

• Nommez les découvertes faites par l'enfant lors de cette période de diversification alimentaire :

2 Complétez le tableau suivant :

0 à 2 mois	Alimentation lactée exclusive lait maternel ou artificiel
3-4 mois	Période d'alimentation semi-diversifiée. Le lait reste l'aliment prépondérant mais on introduit : – –
5-12 mois	Période d'alimentation diversifiée : 2 repas diversifiés (midi et soir) et 2 repas lactés (matin et goûter). Pendant cette période sont introduits : – – – Puis tous les autres aliments sont apportés dans les repas de façon très progressive.

3 Remplissez le tableau suivant :

	ATTITUDE RECOMMANDÉE	ATTITUDE À ÉVITER
Afin de respecter la personnalité, les choix de l'enfant		
Pour tester sa tolérance aux aliments		
Pour l'éduquer aux différentes saveurs et aux arômes		
Pour motiver l'appétit de l'enfant		

CAS N° 8

FICHE RESSOURCE

cas n° 8

L'alimentation diversifiée

1 Période de transition 3 mois à 1 an

L'introduction d'une alimentation progressivement diversifiée et de consistance croissante.

Autrefois plus ou moins tardive, elle intervient actuellement plus précocement, en même temps que le sevrage du sein devient plus rapide.

Néanmoins, l'introduction de nouveaux aliments et les modifications du régime ne peuvent s'établir que progressivement, avec l'âge, car il faut tenir compte de l'état de maturation des capacités digestives de l'enfant. Ainsi les céréales diverses, les légumes, les fruits doivent précéder l'introduction plus progressive encore des viandes, des œufs et des poissons.

L'augmentation de la consistance des aliments présentés en morceaux n'est opérée que lors du développement de la mastication. À cette période, le lait reste un aliment de choix pour l'enfant et le lait 2e âge[1] est le plus adapté qualitativement.

La quantité quotidienne de lait doit toujours rester suffisante. Calculée en lait ou « équivalents lait », elle ne saurait descendre au-dessous de 500 ml/jour. Le lait est par ailleurs l'aliment de base pour toute une série de préparations diverses.

L'avantage du sevrage plus précoce et de la diversification des apports alimentaires est triple : participation à l'éducation du goût, préparation à l'ingestion d'aliments de consistance plus épaisse, et passage du mécanisme de la succion au nouveau mode de la déglutition, puis de la mastication.

Dès ce stade intermédiaire de l'évolution, l'alimentation gagne à être la source d'un plaisir né de la satisfaction d'un besoin.

■ *Nutrition de l'enfant et de l'adolescent*, Comité d'Éducation pour la Nutrition.

1. ou « lait de suite ».

2

L'INTRODUCTION DES FARINES

L'intérêt des farines est de constituer un apport nutritionnel complémentaire. L'introduction se fera au plus tôt à la fin du 2e mois (le tube digestif du nourrisson ne pouvant hydrolyser l'amidon avant)[1].

Elles procurent souvent au nourrisson des nuits plus calmes et plus longues.

La première farine donnée à l'enfant sera une farine diastasée instantanée, sans gluten. Elle sera sans gluten jusqu'à 5 mois, car l'introduction précoce du gluten peut favoriser la sensibilisation de la muqueuse intestinale et provoquer des accidents graves chez les enfants intolérants.

L'INTRODUCTION DES LÉGUMES ET DES FRUITS

Ils sont sources de sels minéraux, vitamines, glucides et fibres. Avec une alimentation à base de lait, ils sont un acteur important de complémentarité (ils peuvent être introduits sous forme homogénéisées, dès le 3e mois, puis sous d'autres formes vers 5/6 mois).

L'INTRODUCTION DES VIANDES, POISSONS, ŒUFS

Elle a lieu à partir de 5 à 6 mois. À cet âge la consommation de lait, et équivalent, suffit en général à assurer les besoins en protides. Les apports de viandes, poissons, ou œufs se donnent en très petites quantités. L'œuf est introduit plus tard (car allergisant), vers 7 mois.

■ *Nutrition de l'enfant et de l'adolescent*, Comité d'Éducation pour la Nutrition.

1. Fin du 2e mois.

3

L'AUXILIAIRE DE PUÉRICULTURE DEVRA

- ne jamais forcer l'enfant,
- éviter les mélanges d'aliments (pour apprendre à l'enfant à distinguer les différents goûts),
- introduire un seul aliment à la fois (pour tester la tolérance),
- respecter les goûts et préférences de l'enfant,
- présenter les plats agréablement (s'il s'agit d'un petit pot, mettre le contenu dans une assiette décorée).

CAS N° 9

Le développement moteur

Objectif

être capable de décrire les étapes du développement moteur de l'enfant

Mise en situation

Sophie est en stage à la crèche. La directrice lui explique que les enfants sont répartis en trois sections, en fonction de leur âge, mais surtout de leur développement moteur

1 Le développement moteur comprend le développement de la posture et de la préhension. Définissez les deux termes soulignés.

2 Dans la petite section (3 mois-12 mois), Sophie s'occupe de trois enfants. Complétez le tableau.

	POSTURES	PRÉHENSION
Julien **Âge :**	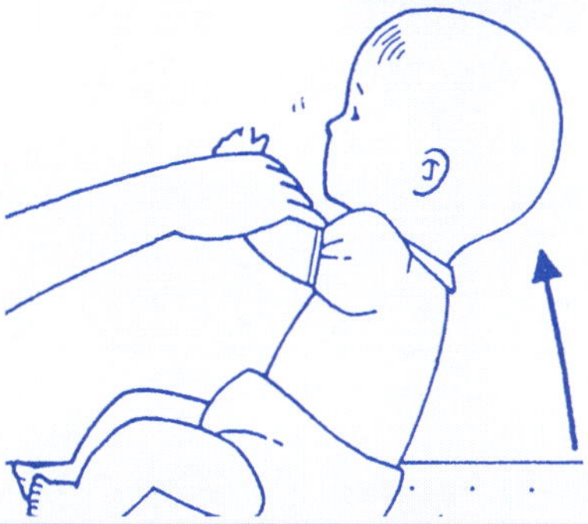	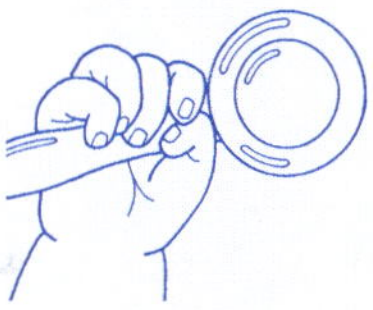 ....
Marie **Âge :**	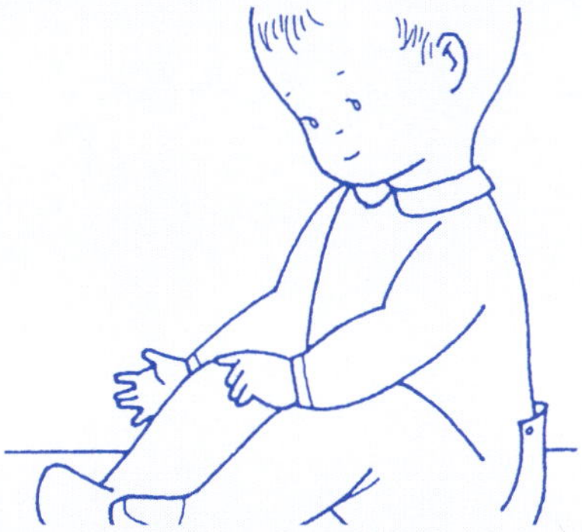	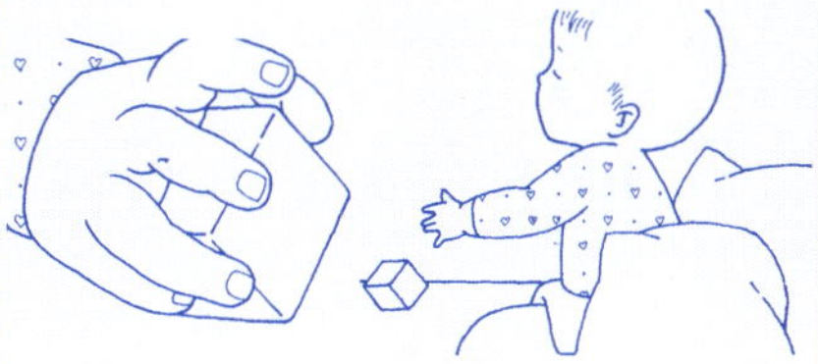 ....
Chloé **Âge :** 9/10 mois	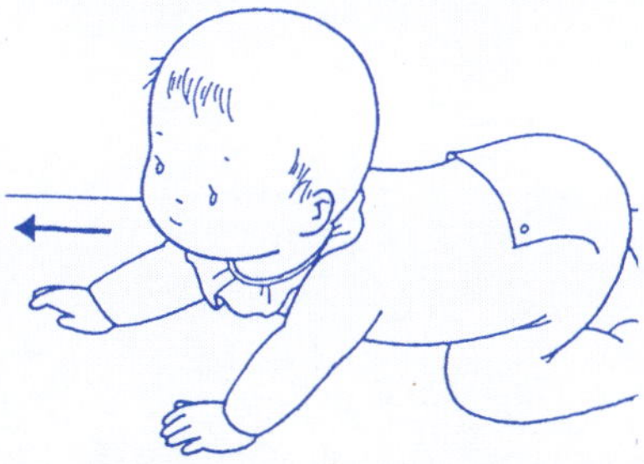	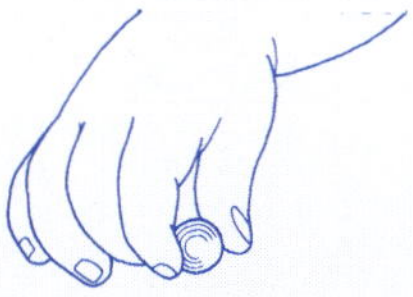 pince supérieure

CAS N° 9

3 Les schémas représentent un enfant de 3 ans environ. Quels sont les principaux acquis de cet âge ?

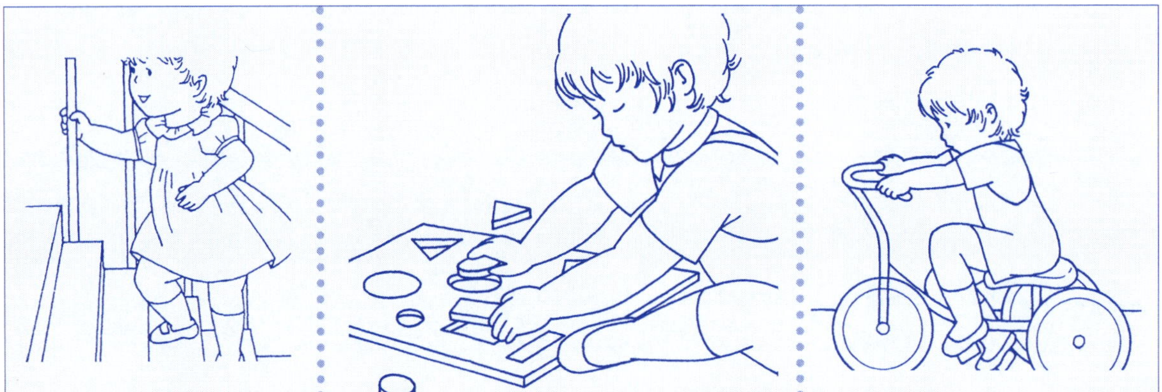

monte l'escalier ....

4 L'entrée à l'école maternelle n'est possible que lorsque l'enfant est autonome.

• Indiquez sous chaque dessin, les étapes de cette autonomie.

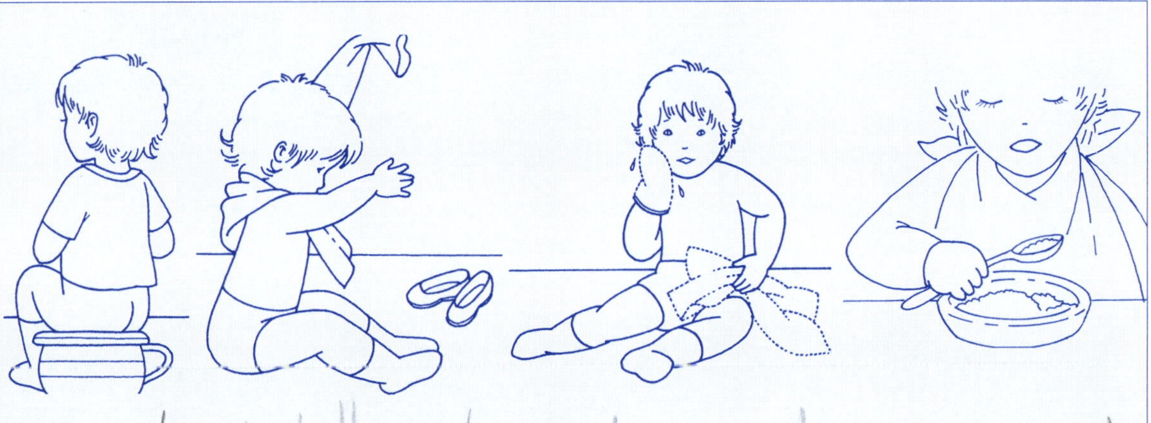

va au pot ... s'habille seul ... se lave seul ... mange seul

• Donnez une définition de l'autonomie.

L'autonomie est un facteur

• Pourquoi est-elle nécessaire à l'école maternelle ?

L'autonomie est nécessaire à l'école maternelle

Le développement moteur

1er AU 2e MOIS		
Postures	*Tête*	*Molle*, tournée sur le côté, le nouveau-né peut la soulever de temps en temps très légèrement (sans dépasser un angle de 45° du plan du lit).
	Tronc	*Mou*, pas de tonus musculaire (cyphose dorsale).
	Membres	*L'hypertonie domine.* Le 1er mois le nouveau-né a encore « *la position fœtale* » avec replis des bras et des jambes. Au cours du 2e mois, on observe plus de souplesse : bassin à plat et extension des hanches.
Préhension		Le réflexe archaïque d'agrippement *(grasping)* très marqué le 1er mois, devient plus discret le 2e mois.
3e AU 4e MOIS		
Postures	*Tête*	Tenue en position assise le nourrisson tient sa *tête droite*. À plat ventre il peut soulever la tête de *45° à 90°* au-dessus du plan du lit en s'appuyant sur les coudes.
	Tronc	*Dos ferme*, cependant la région lombaire reste *faible* et a toujours besoin d'être soutenue (âge du baby-relax).
	Membres	L'hypertonicité devient *hypotonicité* : les membres supérieurs et inférieurs sont détendus. À plat dos : bébé roule du dos sur les côtés, il met un pied sur le genou opposé. À plat ventre : bébé se redresse légèrement sur ses avant-bras, à 4 mois il « *nage* » (flexion, extension de tous ses membres), sans décoller du plan fixe.
Préhension		Le *grasping* est remplacé par « *la préhension au contact* ». Il s'agit d'une préhension involontaire déclenchée par le contact de l'objet avec la main de l'enfant. Il ouvre, referme la main et retient l'objet quelques secondes (souvent le porte à la bouche). C'est la *réaction tactilo-motrice* (bébé connaît par le toucher).
5e AU 6e MOIS		
Postures	*Tête et tronc*	*Très fermes.* À plat ventre, le nourrisson peut redresser la tête et le tronc en prenant appui d'abord sur les coudes ensuite sur les mains. Il fait le « *phoque* ».
	Membres	Il déploie une *grande activité musculaire* : 1° Tenu debout il sautille, soutenant une grande partie du poids de son corps, c'est le stade dit « *du sauteur* ». 2° À plat ventre il fait « *l'avion* » (prenant appui sur le thorax, il décolle bras et jambes) ; il roule du ventre sur le dos. 3° À plat dos : il fait de nombreux mouvements de pédalage et saisit ses pieds.
Préhension		*La préhension volontaire* apparaît : c'est une préhension palmaire, globale, imprécise ; l'enfant saisit entre la paume et les 3 derniers doigts un objet de grosse taille placé devant lui, il porte l'objet à la bouche (c'est la *réaction tactilo-visuelle*), l'enfant associe la vue au toucher.
7e AU 8e MOIS		
Postures	*Tête et tronc*	*Très fermes.* L'enfant tient « *assis seul* » à 8 mois. Il peut rouler sur lui-même dans les deux sens. Il fait le « *tonneau* ». Il peut se pencher pour attraper ses jouets.
	Membres	Il porte ses *pieds à sa bouche* et suce ses orteils. Il aime jouer avec ses mains et ses pieds (il fait connaissance de son propre corps). Il aime rebondir lorsqu'on le tient debout.

Préhension	L'enfant attrape un objet entre le pouce et le petit doigt; c'est la préhension «*en pince inférieure*». Il donne l'impression de gratter ou de ratisser pour attraper. Il fait passer les cubes d'une main à l'autre et les frappe violemment entre eux. *Le relâchement* est *volontaire* et *global*. Il cherche un objet qu'il vient de voir disparaître; c'est le début du stade de la «*permanence de l'objet*» (8-10 mois).
9e AU 10e MOIS	
Postures	L'enfant essaye de *ramper* sur le ventre puis il *marche à 4 pattes* (d'abord sur les mains et les genoux puis sur les mains et les pieds). Il se met *debout seul*, puis fait quelques pas en se tenant aux meubles, mais il tombe souvent.
Préhension *Compréhension*	Il peut saisir des objets de petite taille entre la base du pouce et l'index: c'est la préhension «*en pince supérieure*». Début d'une meilleure indépendance manuelle. Il aime jeter l'objet au sol. Il apprend à tendre un jouet à ses parents: il y a un échange. Il a le sens du moyen et du but, du contenant et du contenu: il aime introduire et retirer un objet d'une boîte.
11e AU 12e MOIS	
Postures	C'est le début des premiers pas. L'enfant *marche tenu* par 2 mains puis par une seule main de l'adulte. Il marche seul en prenant appui aux meubles. Il pousse chaises et fauteuils pour apprendre à marcher.
Préhension *Compréhension*	L'enfant perfectionne sa préhension par le pouce et l'index (pince supérieure). Il acquiert un *relâchement fin et précis* et aime jeter les objets un à un (c'est une façon rudimentaire de compter!). Il pointe son index vers un objet de petite taille et explore la 3e dimension (trous, fentes, rainures…). Il a le sens de la profondeur, du solide, du haut, du bas, du séparé et du réuni, du 2 et du 1, du contenant et du contenu. Il a besoin d'*emboîter* les objets (donc de réunir deux objets en un seul), il aime mettre des paniers ou des boîtes sur sa tête!
VERS 15-18 MOIS	
Postures	L'enfant *marche seul* vers 15 mois puis *court* vers 18 mois. Au début l'enfant tient les jambes écartées pour maintenir son équilibre et tombe souvent. Il monte l'escalier à 4 pattes puis debout, main tenue, à 18 mois. Il le descend main tenue à 21 mois. Il s'agenouille seul pour ramasser un objet et peut se mettre debout seul, mais il tombe souvent. Il peut tirer un objet derrière lui.
Préhension *Compréhension*	L'enfant aime *jeter, renvoyer, pousser*. Le renvoi du ballon est plus ferme. À 15 mois, il tombe souvent au moment de l'envoi, à 18 mois, l'équilibre est meilleur. *Le relâchement de l'objet est fin et précis:* l'enfant peut introduire une pastille dans le goulot d'une bouteille, il sait tenir sa cuillère (au début il la met à l'envers dans sa bouche). Il sait tourner les pages d'un livre d'images (mais il saute plusieurs feuilles). Il sait désigner une ou deux images, il sait reproduire un trait fait par l'adulte et il fait des gribouillis. Construction: il fait des tours de 2 à 4 cubes. Encastrement: il place 1 élément (le rond) à 15 mois sur la planchette. Il place 2 à 3 éléments à 18 mois.
DE 2 À 3 ANS	
Postures	*C'est l'apogée des postures:* L'enfant *court vite* (il sait prendre les virages). Il grimpe, tourne, saute (sur ses 2 pieds puis sur 1 pied). Il *monte* et *descend* l'escalier seul. Il tape dans un ballon (l'équilibre est meilleur).
Préhension	*Bonne rotation du poignet:* Totale indépendance manuelle. L'enfant mange seul, se lave seul, ouvre et ferme les portes, met ses chaussures seul, s'habille seul, feuillette les pages d'un livre d'images une à une. Il fait des gribouillis (à 2 ans), un bonhomme têtard (à 3 ans).

CAS N° 10

Le langage

Objectif

être capable de présenter les principales étapes dans l'acquisition du langage

Mise en situation

dans le ventre de sa maman, le bébé a déjà un environnement sonore : la voix et les battements du cœur de sa mère, les bruits « étouffés » de l'extérieur. Dès la naissance, le bébé percevra distinctement tous les bruits, et en particulier la parole humaine qu'il apprendra peu à peu à maîtriser. Cet apprentissage ne peut se faire que si la capacité auditive de l'enfant est normale

I Dans les situations suivantes, relevez les caractéristiques du langage de l'enfant et situez son âge.

SITUATIONS	ÂGE - CARACTÉRISTIQUES DU LANGAGE
1 - **Mathieu** est dans son transat depuis 1/2 heure, il est occupé à faire de longues roucoulades, de plus en plus fort ; puis il met les doigts dans la bouche et produit de nouveaux sons qui le passionnent. Sa sœur de 4 ans crie pour le faire taire. Mathieu, surpris par le ton de la voix, se met à hurler. La voix douce de sa maman le calme. Quelques minutes plus tard, il reprend son activité vocale !	
2 - **Lucie** se promène à 4 pattes dans le salon, sur une étagère, elle découvre une collection de petits objets, s'installe par terre, les manipule en parlant toute seule « ta, ta, ta, da, da, da, ... » en tapant le sol avec ses trouvailles. Sa mère découvrant la situation dit d'un ton ferme « Lucie, veux-tu bien poser ça, ce ne sont pas des jouets ». Lucie baisse la tête, penaude. Elle sent bien que maman n'est pas contente. Alors, elle tend les bras pour réclamer un bisou et se faire pardonner.	

SITUATIONS	ÂGE - CARACTÉRISTIQUES DU LANGAGE
3 - **Julien** est dans la baignoire et joue avec l'eau qui coule du robinet « boi, boi, ... boi boi ... » répète-t-il. Maman lui dit : « Non, pas « boi-boi » – « eau », c'est de l'eau ». À table, Julien montre la bouteille et dit encore « boi boi... boi boi ». Il veut boire ! Les parents sourient : pour Julien, tout élément liquide s'appelle « boi, boi » ! Il a ainsi tout un vocabulaire : « mam mam » pour les aliments, « yo yo » pour les chaussures et bien sûr l'inévitable « dodo » ou « bobo » !!!	
4 - **Malou** est très occupée avec sa poupée qu'elle tente de mettre dans son lit. « Lili dodo » puis elle la reprend et dit tristement « bobo Lili ? ». Malou repart vers la cuisine et installe sa poupée à côté d'elle à table « bébé manger - Lili manger » dit-elle à sa maman qui rectifie : « Malou veut manger avec Lili ? » « Alors tu vas aller chercher ta serviette ». Malou fouille dans un tiroir et en retire triomphalement une serviette de table.	2 ans mot phrase
5 - **Emmanuelle** est à la crèche. Elle regarde un livre lorsque Arnaud le lui arrache des mains. Le livre se déchire. Emmanuelle crie « pas beau... » et se précipite vers l'auxiliaire de puériculture. « Arnaud pas beau... cassé livre Manou ... vilain » dit-elle avec fureur. Puis elle court vers son petit camarade en levant la main. « Manou va taper Arnaud, Na ! »	
6 - **Aurélie** est installée avec un livre sur les animaux de la ferme et discute avec l'auxiliaire de puériculture. « La vache elle est là ! moi j'aime bien ce livre ! pourquoi elle est noire la vache ? moi je veux une vache ! et pourquoi la poule elle est sur son dos... ? » Aurélie est intarrissable et ne cesse de poser des questions. L'auxiliaire tente de répondre : – « tu ne peux pas avoir de vache chez toi » – « Et pourquoi ? », « Parce qu'il n'y a pas assez de place », « Ah bon !! ». Aurélie n'est pas convaincue !	

2 Étude de texte

1. Les troubles du langage
Il faut s'inquiéter :
• si l'enfant est silencieux la première année et s'il n'a pas d'activité d'échange, de pré-conversation (regard, posture, mimiques, sourire, gestes (index pointé...) ;
• si l'enfant à l'âge de 18 mois ne dit pas de mots qui ont un sens (papa, maman, boire, donne...) ;
• si l'enfant n'utilise pas le langage pour communiquer ou uniquement une succession de sons et de mots qui n'ont pas de lien avec la réalité ;
• s'il est incapable de formuler des demandes précises, contrairement aux autres enfants qui souvent demandent la poursuite de la communication, des explications, ce qui enrichit le vocabulaire ;
• si l'enfant ne semble pas comprendre ce qu'on lui dit si le message n'est pas accompagné de gestes ;
• si à 24 mois, il ne dit pas de phrases de 2, 3 mots (toto maman...) ;
• s'il ne pose pas de questions : pourquoi ? C'est quoi ?...
• si a 3 ans, il a une parole inintelligible, hors contexte, si seuls les membres de sa famille le comprennent.

2. Les principales causes
Des perturbations ou retard de langage peuvent être observés chez des enfants présentant :
• des troubles de la personnalité (psychose, autisme...) ;
• une déficience mentale ;
• des troubles sensoriels (surdité, cécité, otites récidivantes) ;
• des troubles organiques (bec de lièvre...) ;
• des troubles du système nerveux central (épilepsie, traumatismes, hémorragies...) ;
• il faut aussi tenir compte de facteurs psychosociaux tels que problème d'attention, ambiance familiale bruyante, carences éducatives, relationnelles, mère dépressive, manque de repères affectifs, culturels.

• À partir de quel âge un enfant commence-t-il à parler de façon significative et compréhensible ?

• Entre 18 et 24 mois, quels signes peuvent évoquer un trouble ou un retard de langage ?

• Quels peuvent être les conséquences d'un retard de langage à plus long terme ?

3 Dans les cas suivant, chaque enfant éprouve un retard ou une perturbation du langage.

Recherchez quelle peut en être la cause et justifiez votre réponse.

SITUATIONS	CONSÉQUENCES	JUSTIFICATION
Flavien (2 ans et demi) est un enfant agité, peu attentif qui crie plus qu'il ne parle. Vivant dans une famille de 7 enfants, Il arrive le matin à 7 h 30 à la garderie et ne part jamais avant 18 h 30.	famille nombreuse	
Ahmed (2 ans) est très renfermé en classe, il désigne les choses sans les nommer et ne parle pas aux autres enfants. À la maison, sa famille ne parle que l'Arabe.		
Aline (2 ans et demi) vit seule avec son père depuis le départ de sa mère qu'elle n'a pas revue depuis 1 an. Depuis cette dernière rencontre, Aline est murée dans le silence, fait ce qu'on lui demande sans poser de question		
John (3 ans) a été victime d'un traumatisme crânien à l'âge de 1 an. Depuis, son langage évolue lentement, son vocabulaire est pauvre et ressemble à celui d'un enfant de 18 mois.		

FICHE RESSOURCE

cas n° 10

Le développement du langage

1-2 MOIS	Le 1er mois le nouveau-né émet des *vagissements* (sons gutturaux). Les pleurs ont valeur de communication et traduisent différents types d'inconfort. Au 2e mois l'enfant émet des *vocalises* (roucoulement de voyelles formées par la bouche et pas encore nasalisées).
3-4 MOIS	L'enfant communique beaucoup, il fait de longues mélodies autour des « sons voyelles » et « des sons-consonnes ». Ex. : A...ree... A... gree..., etc. C'est l'âge des *gazouillis* (vocalises prolongées de syllabes déformées).
5-6 MOIS	C'est l'âge des « *lallations* ». L'enfant fait des roulades avec les syllabes ; il varie le volume, il contrôle la durée, l'intensité de sa voix, il s'écoute et prend conscience des sons qu'il émet. C'est pourquoi il recommence sans cesse ses exercices vocaux. Ce sont des petits jeux solitaires au cours desquels l'adulte doit éviter d'intervenir. Il y a d'autres moments de la journée où il faut parler au bébé pour le stimuler et lui manifester son affection.
7-8 MOIS	C'est le début des *monosyllabes* (da, ba, pa, ma...) ; ce petit jargon est l'ébauche d'un vrai langage et il faut parler souvent au bébé pour l'aider à développer son vocabulaire. Il est conseillé de lui parler lentement, un langage simple qui associe les mots aux gestes. Choisir pour cela les situations rituelles de la journée (ex. : le moment du bain, du change, de l'habillement).
9-10 MOIS	C'est l'apparition des « *syllabes redoublées* » (ex. : mama ou dada). Il s'agit d'un 1er mot *sans signification* pour l'enfant. À cet âge-là, il doit bien comprendre le « sens » général d'une phrase prononcée par l'adulte. Il fait parfois le geste significatif.
11-12 MOIS	À un an l'enfant peut dire au moins 2 à 3 « *mots-phrases significatifs* » (ex. : papa, lolo, bobo...). C'est un langage qui a un sens pour l'enfant et correspond à des situations précises. Cependant le mot est un « *mot-symbole* » qui a souvent plusieurs utilisations (ex. : lolo pour tous les liquides !). L'enfant de cet âge doit *comprendre* la signification de *plusieurs* phrases employées par les parents.
15-18 MOIS	Entre 15 et 18 mois, l'enfant utilise au moins 5 à 8 « *mots-phrases* ». Il peut parfois associer 2 mots : dans ce cas il acquiert le « *langage global significatif* » (ex. : bébé bobo). L'enfant range les mots selon leur valeur affective, il se place toujours le premier.
2-3 ANS	C'est l'*explosion du vocabulaire*, l'enfant utilise le *verbe* et fait des phrases explicites ; le langage reste enfantin malgré tout (ex. : bébé mange gâteau). À 2 ans il se nomme toujours par son prénom ou par bébé. À 3 ans il utilise le *je*, le *moi* et pose de nombreuses questions. Il a une soif de mots intarissable et emploie des articles.

CAS N° 11

L'acquisition de la propreté

Objectif

être capable de déterminer les caractéristiques biologiques du nouveau-né

Mise en situation

Adrien vient de naître. Il pèse 3,7 kg et crie immédiatement. Après avoir passé les bracelets d'identité, la sage-femme le met sur le ventre de sa maman. La puéricultrice note le score d'APGAR d'Adrien, puis l'emène pour son premier examen médical et lui administre les premiers soins.

Vincent 10 mois, est le premier enfant d'un jeune couple. Sur les conseils de la grand-mère, la maman essaie de mettre Vincent sur le pot, mais sans résultats. Vincent se tortille, se traîne par terre, s'amuse avec le pot... et mouille sa couche lorsqu'il est habillé, ce qui ne l'empêche pas de continuer à jouer.

1. Recherchez les impératifs physiologiques et psychologiques nécessaires, avant l'apprentissage de la propreté.

2. Quelles sont les raisons pour lesquelles Vincent ne peut pas encore être propre.

3. Dans quel ordre se feront les étapes de l'acquisition de la propreté ?

4. Relevez les erreurs commises par la maman. Complétez le tableau.

Virginie ne veut pas rester assise sur son pot... Elle grogne dès que sa mère lui donne l'ordre d'aller au pot. Maman veut l'asseoir de force. Elle se raidit, se contorsionne et résiste ; maman gronde ! Virginie part en courant dans l'appartement... Maman la rattrape, lui donne une fessée et la remet sur le pot. Virginie se soumet mais elle ne fera pas son besoin, elle préfère s'amuser à avancer sur le pot dans la pièce... Parfois, elle montre le pot vide d'un air malicieux. Sa mère la rassoit, lui fait les gros yeux... Au bout de vingt minutes, il n'y a toujours pas de résultat... Alors sa mère la soulève d'un mouvement brusque et lui dit qu'elle est très méchante, qu'elle ne deviendra jamais aussi grande que Christine (sa sœur aînée) et que ce soir papa grondera (...). Virginie, un peu triste, va se consoler dans l'autre pièce avec ses jouets... Au bout d'un moment elle pleure. Maman regarde. Elle est sale !

ERREURS	CONSÉQUENCES POUR L'ENFANT

FICHE RESSOURCE

cas n° 11

L'acquisition de la propreté

Pour un bon apprentissage de la propreté

Les trois impératifs à respecter

On ne peut rendre un enfant propre tant que son système nerveux n'atteint pas un certain stade de maturation qui lui permette le contrôle des sphincters ! Il y a donc là un « *impératif d'ordre physiologique* » à respecter. Chez le nourrisson, la vessie se vide automatiquement lorsqu'elle est pleine ; chez l'enfant propre, le mécanisme est différent, lorsque la vessie est pleine (ou que le contenu intestinal arrive à son terme), une sensation locale se fait sentir, l'enfant prend conscience de son besoin, et c'est à ce moment qu'il décide (s'il en a la possibilité) d'ouvrir ou de fermer son sphincter. Il pourra même se retenir en attendant d'aller sur le pot.

Il faut donc que l'enfant comprenne ce qu'on attend de lui, qu'il sache avertir (même s'il est trop tard !) donc qu'il maîtrise la communication. C'est là un « *impératif d'ordre intellectuel* ».

Il faut également que l'enfant ayant compris ce qu'on attend de lui, ait le désir d'y répondre pour faire plaisir... C'est un « *impératif d'ordre affectif* ».

Il est bien évident que ces trois impératifs sont intimement liés et doivent se compléter, car si l'un venait à faire défaut, les autres ne pourraient suffire à l'acquisition de la propreté.

L'apprentissage sera donc très long, très progressif, avec parfois des retours en arrière selon la psychologie du moment, car c'est l'affectivité qui joue le rôle décisif comme frein ou comme moteur. La naissance d'un petit frère peut, par exemple, perturber l'apprentissage. L'enfant est jaloux, il souffre... il redevient sale pour qu'on s'occupe de lui.

L'enfant maîtrisera d'abord le sphincter anal et ensuite le sphincter vésical (chez l'être humain, nous savons qu'à tout âge, le contrôle de la vessie est plus difficile à obtenir que celui des intestins). De même, la propreté sera d'abord diurne avant d'être nocturne. Cela s'explique par la qualité du sommeil qui est trop profond chez le jeune enfant pour lui permettre de prendre conscience de son besoin.

L'acquisition de la propreté s'échelonnera du quinzième au trentième mois.

À 36 mois (3 ans), l'enfant doit être propre jour et nuit.

Conseils

Obtenir une régularité en douceur :

Des horaires réguliers permettent à l'organisme de structurer des habitudes, mais au préalable il faut observer le rythme d'élimination de l'enfant pour suivre ses habitudes naturelles et essayer de les maintenir. À partir de 15 mois, on peut remplacer les couches par des culottes afin de mieux situer le moment des évacuations. L'installation sur le pot ne doit pas excéder 5 minutes et l'enfant doit y être confortablement assis. Cependant, s'il préfère s'installer sur la cuvette du W.C. familial il ne faut pas le lui refuser.

Valoriser la propreté.

Insister sur le rôle social de cette fonction ; être propre « c'est pouvoir aller à l'École Maternelle », « c'est faire comme papa ou maman »... L'enfant est très sensible à tous les arguments qui valorisent la propreté. S'il obtient un résultat positif, il faut le féliciter pour qu'il comprenne ; même s'il a fait, par mégarde, dans sa culotte, admirez le « beau résultat »... Il faut également savoir agir avec lui. L'enfant de cet âge-là ne demande qu'à imiter sa mère. Apprenez-lui à tirer la chasse (comme vous). Éviter les pots-jouets (ceux qui ont l'apparence d'un canard !) ou les sièges transformables en pots, car, d'une part, l'enfant ne peut identifier le rôle réel du pot et, d'autre part, cela ne valorise pas la fonction... N'oubliez pas que l'enfant prend plaisir à être propre pour faire comme les grands.

À proscrire

L'usage de la force : Éduquer n'est pas dresser, il ne faut jamais forcer l'enfant à aller au pot, ni exercer un contrôle oppressant sur ses évacuations, encore moins le gronder si le résultat se fait attendre... C'est une façon d'assujettir l'enfant, de le rendre totalement dépendant de l'adulte, de créer une situation angoissante. L'apprentissage de la propreté est chargé « *d'affect* ». Si l'enfant a l'impression que sa mère utilise la propreté agressivement contre lui, il peut refuser de devenir propre, utilisant sa saleté comme une opposition à sa mère.

Les moqueries et les comparaisons : Si on traite l'enfant de « sale », si on le compare avec ironie à ses frères qui réussissent mieux que lui, l'enfant sera blessé, il se sentira coupable, humilié, en particulier si ces reproches lui semblent injustifiés. Les sentiments d'impuissance, de faiblesse, ajoutés à la crainte de se salir, feront de lui un enfant inquiet, peureux, timoré, redoutant tout effort et tout initiative.

Les réveils nocturnes.

Certains parents pour obtenir une propreté plus rapide réveillent l'enfant une, deux ou trois fois pendant la nuit. Il en résulte des troubles du sommeil, de la nervosité, et souvent une résistance de la part de l'enfant. Évitez aussi d'appliquer la méthode du rationnement d'eau le soir car l'organisme de l'enfant en a grand besoin.

CAS N° 12

Les besoins de l'enfant

Objectif

être capable d'identifier les besoins de l'enfant au cours de son développement et le rôle de la crèche dans leur satisfaction

Mise en situation

la directrice de la crèche où vous effectuez votre stage vous demande de réaliser un panneau expliquant comment la crèche participe à la satisfaction des besoins de l'enfant

Complétez le tableau : donnez un titre à chaque vignette en identifiant le besoin représenté. Précisez le rôle de la crèche dans la satisfaction de ce besoin.

	Rôle de la crèche	*Besoin représenté*
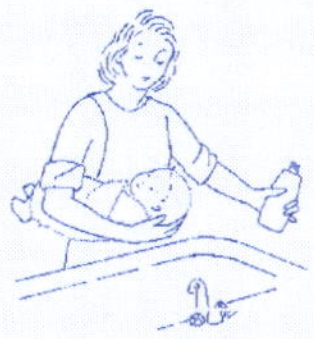		
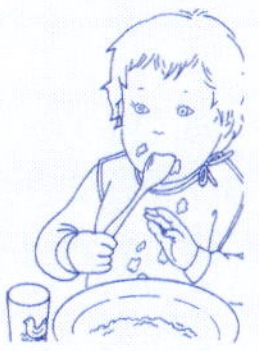		
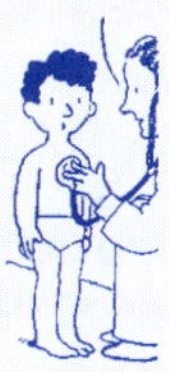		
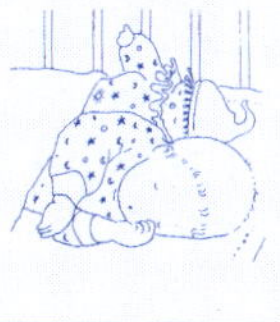		
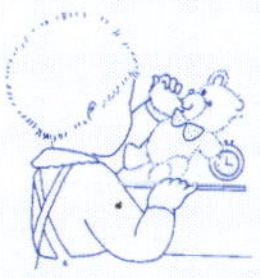		
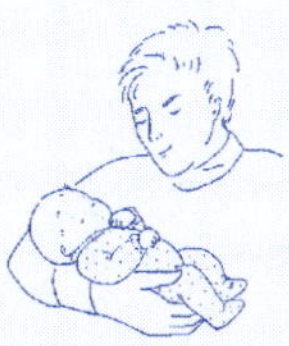		

Les besoins de l'enfant

Les facteurs influençant le développement de l'enfant

La qualité du milieu de vie est déterminante dans le développement de l'enfant. Aussi, sa bonne santé, l'harmonie de son développement somatique et psychologique dépendent-ils des conditions dans lesquelles il grandit.

L'ÉTAT DE SANTÉ
Tout organisme soumis, en période de croissance, à des affections répétées, épuise ses forces dans la réparation et l'entretien, au détriment de la construction. Ainsi, les affections ORL (otite, angine) et pulmonaires (bronchite, trachéite) répétées, entraînent des perturbations dans le rythme de développement du jeune enfant.
Une surveillance et des soins réguliers, adaptés à l'enfant pour le protéger des agressions extérieures, sont une nécessité. Les parents doivent être associés à toute démarche de prévention et de soins, afin de leur permettre d'assumer la responsabilité de la santé de leur enfant.

L'ALIMENTATION
Chez l'enfant, l'apport alimentaire, quantitatif et qualitatif, doit satisfaire aux besoins spécifiques liés à la croissance. Dans les périodes de croissance accélérée, le manque de protéines animales (lait en particulier) et l'insuffisance d'apport calorique, sont les carences les plus dommageables pour l'organisme.
Cependant, la qualité de l'alimentation est aussi très dépendante de la façon de nourrir un enfant et du plaisir que l'enfant prend à manger.
Pour que le repas soit un plaisir partagé, l'enfant ne doit être ni trop fatigué, ni trop proche d'une phase d'endormissement, ni trop affamé. L'adulte doit donc être proche et se montrer disponible.
Ainsi, les gestes et réactions réciproques doivent permettre :
• à l'enfant de s'alimenter dans un climat de sécurité : il connaît l'adulte et sait comment celui-ci va le tenir, lui présenter la cuillère ; il capte son regard,
• à l'adulte de découvrir et respecter les habitudes de l'enfant ; rythme, quantité et température des aliments, mimiques ; il peut l'encourager, le féliciter…
La présentation des aliments est un élément essentiel du plaisir de manger. Il faut, autant que possible, respecter les goûts et capacités (dentition, préhension…) de l'enfant, veiller à ne pas mélanger les aliments et attendre que l'enfant ait avalé pour présenter la cuillère suivante.

LE SOMMEIL
La sieste venant compléter le repos nocturne, le droit au sommeil existe pour tout enfant accueilli dans une collectivité afin de maintenir l'équilibre psychique et physique de ce dernier.
– conditions favorables au sommeil :
• identification des signes d'endormissement de l'enfant,
• souplesse de l'organisation des périodes de repos,
• aménagement d'un espace de sommeil calme et obscur,
• présence d'un adulte qui surveille et sécurise,
• attribution d'un lit personnel et présence d'un objet familier,
• organisation permettant que les enfants ne se gênent pas entre eux,
• réveil échelonné respectant les besoins de chaque enfant.

LES CONDITIONS PSYCHO-AFFECTIVES
L'équilibre psycho-affectif du jeune enfant retentit directement sur son développement. L'enfant est en quête permanente de communication, de manifestations affectives de la part de l'adulte.
En situation de carence affective, il se trouve insécurisé, triste et n'éprouve plus ni le besoin, ni le plaisir de manger, jouer, créer, découvrir… Il ne faut pas oublier que jusqu'à 2-3 ans, la continuité affective est indispensable pour que l'enfant bâtisse son identité. La présence attentive et sécurisante de l'adulte facilite les activités : exploration du corps et de l'espace, du monde des jouets, imitation de l'entourage.

L'HYGIÈNE CORPORELLE
Les soins du corps écartent certains risques infectieux, apportent le confort et sont l'occasion d'échanges entre l'enfant et l'adulte : les échanges vocaux du nourrisson avec la personne chargée des soins l'incite à renouveler l'expérience. Le langage à travers le soin a ainsi un rôle de stimulateur permanent.

LE JEU
Un enfant ne doit jamais rester inactif et doit recevoir le maximum de stimulation. Le monde des objets représente la première conquête de l'enfant qui va s'efforcer de la comprendre et de la maîtriser. Grâce au jeu, l'enfant peut et doit développer son corps, son intellect, son affectivité, sa créativité, sa sociabilité…

CAS N° 13

Le sommeil

Objectif

être capable de définir le rôle du sommeil et les besoins de l'enfant

Mise en situation

en stage dans une crèche, vous devez surveiller la sieste. La directrice vous demande de faire des recherches sur le sommeil dans le but de réaliser une affiche à destination du personnel

1 Complétez le tableau à l'aide des documents.

PHASES DU SOMMEIL	RÔLE

Qu'est-ce que le sommeil ?

Le sommeil est un état caractérisé par une suspension réversible de la vigilance.
Schématiquement, on distingue deux stades de sommeil : le sommeil lent (SL) et le sommeil paradoxal (SP).
• Le sommeil lent comprend quatre phases de profondeur croissante : l'endormissement, le sommeil léger, un stade de transition et le sommeil profond. Pendant le SL, l'activité électrique du cerveau se ralentit progressivement, la fréquence cardiaque et respiratoire diminue, mais le tonus musculaire demeure.
C'est le sommeil physiquement le plus réparateur.
• Le sommeil paradoxal : c'est tout le contraire, il se caractérise par le relâchement des muscles et surtout une intense activité corticale.
« Paradoxalement », c'est un sommeil profond, le temps où le rêve est plus fréquent.
Par sa fonction réparatrice, le rôle qu'il joue dans la mémoire, la reprogrammation du patrimoine génétique, la sécrétion des hormones, le sommeil est indispensable.
Prolongé, un mauvais sommeil risque d'altérer rapidement notre santé.

Le sommeil selon l'âge

À l'accouchement : le nouveau-né ne se réveille qu'au moment des contractions les plus fortes et de l'expulsion.

Après la naissance : on compte 16 à 18 h de sommeil et 6 à 8 h de veille.
– 3 à 4 siestes pour un enfant de 6 mois ;
– 2 siestes à un an ;
– 1 seule à 18 mois, qui disparaît vers 4 ou 5 ans.
L'enfant d'âge scolaire a besoin de 10 h de sommeil, l'adulte de 6 à 8 h.

D'après les sondages, les Français dorment un peu plus de 7 h par nuit. En fait, ce chiffre varie beaucoup d'un individu à l'autre. Pour un adulte en bonne santé, la fourchette s'étend ainsi de 4 à 11 h.

Chez les personnes âgées, la durée du sommeil nocturne diminue. Les nuits sont morcelées, compensées par des siestes plus fréquentes dans la journée.

■ EXTRAIT DE *POUR DORMIR COMME UN LOIR*
PAR ASSUREURS, PRÉVENTION, SANTÉ
26 BD HAUSSMANN, 75009 PARIS.

2 Les besoins en sommeil varient en fonction de l'âge. Les périodes de sommeil sont différemment réparties entre le jour et la nuit. Complétez le tableau suivant.

ÂGE	DURÉE TOTALE DU SOMMEIL	NOMBRE DE PÉRIODES DE SOMMEIL	RÉPARTITION JOUR/NUIT
1 mois			
6 mois			
18 mois			
4 ans			
12 ans			

VOTRE ENFANT NE DORT PAS BIEN...

Chez l'enfant, les troubles du sommeil ne sont pas exceptionnels.

• **Chez le nourrisson :** ils peuvent empêcher le développement du système nerveux et sont donc particulièrement sérieux. Ils sont liés souvent à un rythme mal adapté de l'alimentation :
– assouplissez la distribution des biberons ;
– veillez à son alimentation pour éviter les troubles intestinaux ;
– stimulez suffisamment l'enfant dans la journée. Plus actif, il dormira mieux.

• **Chez l'enfant plus grand :** insomnies, difficultés d'endormissement, réveils nocturnes sont favorisés par un terrain nerveux et une ambiance familiale perturbée.
L'enfant est angoissé, renâcle pour aller au lit... et pour se lever le matin. Attention, la répercussion sera rapide sur sa forme et ses résultats scolaires :
– habituez l'enfant à se coucher à des heures régulières et ne faites pas de ce moment une punition ;
– calmez les jeux trop turbulents dans la soirée, racontez-lui plutôt une histoire ;
– le matin, ne réveillez pas l'enfant à la dernière minute. Faites-le au contraire en douceur : en ouvrant par exemple la porte de sa chambre pendant que vous préparez son petit déjeuner, pour qu'il commence à entrendre les bruits de la maison.

• **Cauchemars et terreurs nocturnes :** ce sont des événements d'une grande banalité pendant l'enfance. S'ils sont trop fréquents, il faudra néanmoins consulter pour ne pas laisser s'installer un état d'angoisse.
– laissez allumée une veilleuse, une lampe tamisée ou entrouvrez un volet sur les lumières de la rue qui rassureront l'enfant.

• **Somnambulisme :** il touche surtout les adolescents. Un trouble sans gravité dont le jeune patient ne garde même pas le souvenir. Il faut toutefois prévenir les chutes ou accidents :
– ne réveillez pas l'enfant mais conduisez-le fermement dans sa chambre.

■ EXTRAIT DE *POUR DORMIR COMME UN LOIR*
PAR ASSUREURS, PRÉVENTION, SANTÉ
26 BD HAUSSMANN, 75009 PARIS.

3 La qualité du sommeil

• Quelles sont les causes d'un mauvais sommeil ?

• Quelles peuvent en être les conséquences ?

• Comment favoriser un bon sommeil ?

CAS N° 14

La peau

Objectif

être capable de décrire la structure de la peau et d'en préciser la fonction

Mise en situation

au moment du change, vous remarquez que Agathe, 6 mois, souffre d'un étythème fessier. La peau est rouge, enflammée et l'épiderme est en partie ulcéré

I Légendez le schéma ci-dessous.

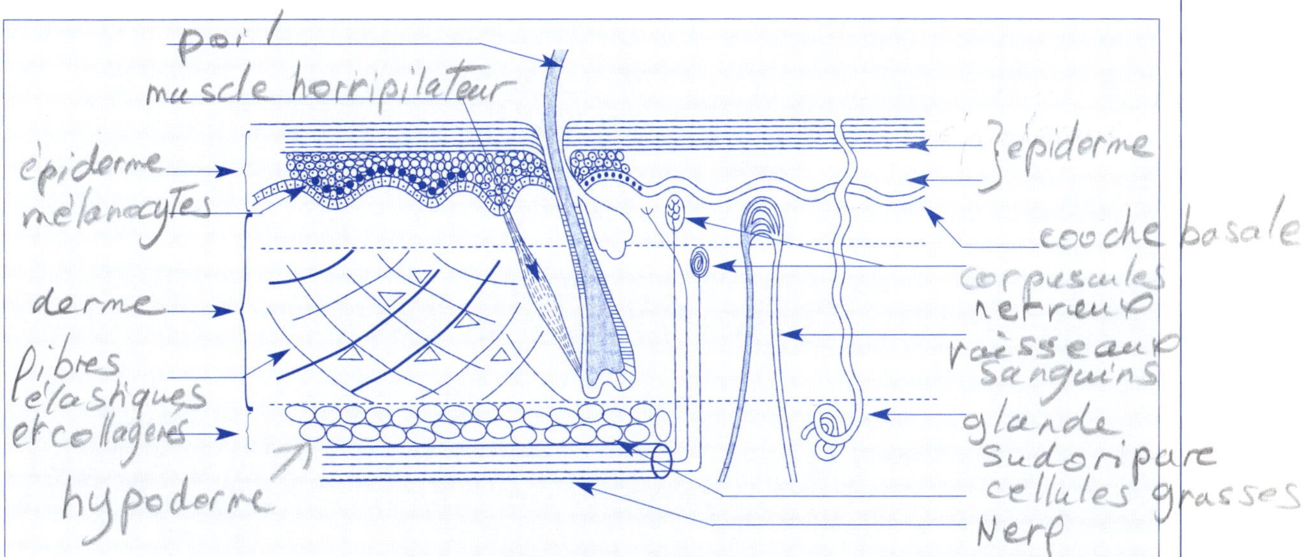

Coupe schématique de la peau

2 La peau du jeune enfant présente quelques différences par rapport à celle de l'adulte. Complétez le tableau.

LA PEAU DU JEUNE ENFANT	CONSÉQUENCES
Il lui manque la première couche de l'épiderme (couche cornée)	Sa peau est plus fragile, plus fine et plus sensible aux agressions externes
La couche de l'épiderme est plus mince et contient moins de mélanocytes	Sa peau est plus sensible au soleil et moins protégée contre les chocs et le froid.
Le nourrisson respire beaucoup plus par sa peau que l'adulte	d'où l'intérêt de ne pas altérer ou freiner cette fonction, mais de la favoriser par l'hygiène
La sensibilité tactile est très développée	d'où l'importance du toucher.
Les glandes sébacées produisent moins de sébum	d'où le risque de dessèchement
Les glandes sudoripares sont mal régulées	ce qui favorise l'hyperthermie.

Structure de la peau

A) L'ÉPIDERME

Il est subdivisé en deux couches :

Une couche superficielle (dite cornée)

Cette couche est formée de cellules mortes. La couche cornée est plus épaisse dans les parties soumises aux frottements (par exemple : les pieds).

Une couche basse (dite épithéliale)

Elle constitue la couche profonde de l'épiderme. Dans sa partie la plus basse, il y a les mélanocytes qui, lors d'une exposition au soleil, ont la propriété de sécréter de la « mélanine » (pigment protecteur des rayons ultraviolets). L'épiderme se renouvelle par sa base, très richement vascularisée (couche basale), repoussant les cellules vers la surface.

B) LE DERME

C'est la partie la plus importante de la peau. Il est subdivisé en trois couches :

Une couche superficielle (dite papillaire)

Chaque papille contient des vaisseaux sanguins et des terminaisons nerveuses.

Une couche moyenne (dite « conjonctive »)

Elle est faite de tissu conjonctif riche en fibres conjonctives élastiques, et fibres de *collagène* plus épaisses. Quelques cellules épaisses sont incluses dans le tissu conjonctif : les *histiocytes* (en forme de losanges).

Une couche basse ou hypoderme (dite graisseuse)

Cette couche est plus ou moins épaisse selon les parties du corps. Ces cellules, gorgées de graisse, protègent contre les chocs et le froid.

C) LES ANNEXES

Parmi les annexes de la peau, citons :

Les glandes sudoripares

Ce sont des glandes en tube, enroulées à la base, qui s'ouvrent sur la surface de la peau par des pores sudoripares. Elles sécrètent la *sueur*.

Les glandes sébacées

Ce sont des glandes épidermiques, situées à la base des poils et qui sécrètent une substance graisseuse, lubrifiante : le *sébum*. Elle donne à la peau un pH acide, qui est microbicide.

Les poils

Chaque poil possède une racine en bulbe. Au poil est annexé un muscle lisse : le *muscle horripilateur*.

Les nerfs

Il existe des corpuscules nerveux, aux fonctions très différentes, situés à des niveaux différents de la peau. Ils se réunissent tous pour former le *nerf sensitif*, qui va au cerveau.

CAS N° 15

Les produits d'hygiène

Objectif

être capable d'analyser les emballages de produits, afin de faire un choix justifié

Mise en situation

dans la section des petits, vous vous occupez des soins de Marie, 6 mois, au lever de sieste

1 Marie (bébé de 6 mois) a la peau très sèche et un léger érythème fessier. Analysez les emballages de ces deux produits et complétez le tableau.

	PETIT MARSEILLAIS	PAIN DERMATOLOGIQUE
Composition		
PH		
Poids		
Prix		
Qualités ou avantages		
Inconvénients		

2 Quel produit choisiriez-vous pour les soins d'hygiène de Marie ? Justifiez votre réponse.

3 Les produits d'hygiène pour enfants sont très nombreux. Complétez ce tableau.

	UTILITÉ		JUSTIFICATION ET PRÉCAUTIONS
	oui	**non**	
Savonnette			
Lait de toilette			
Shampooing			
Eau de toilette			
Crème solaire			
Lingettes			

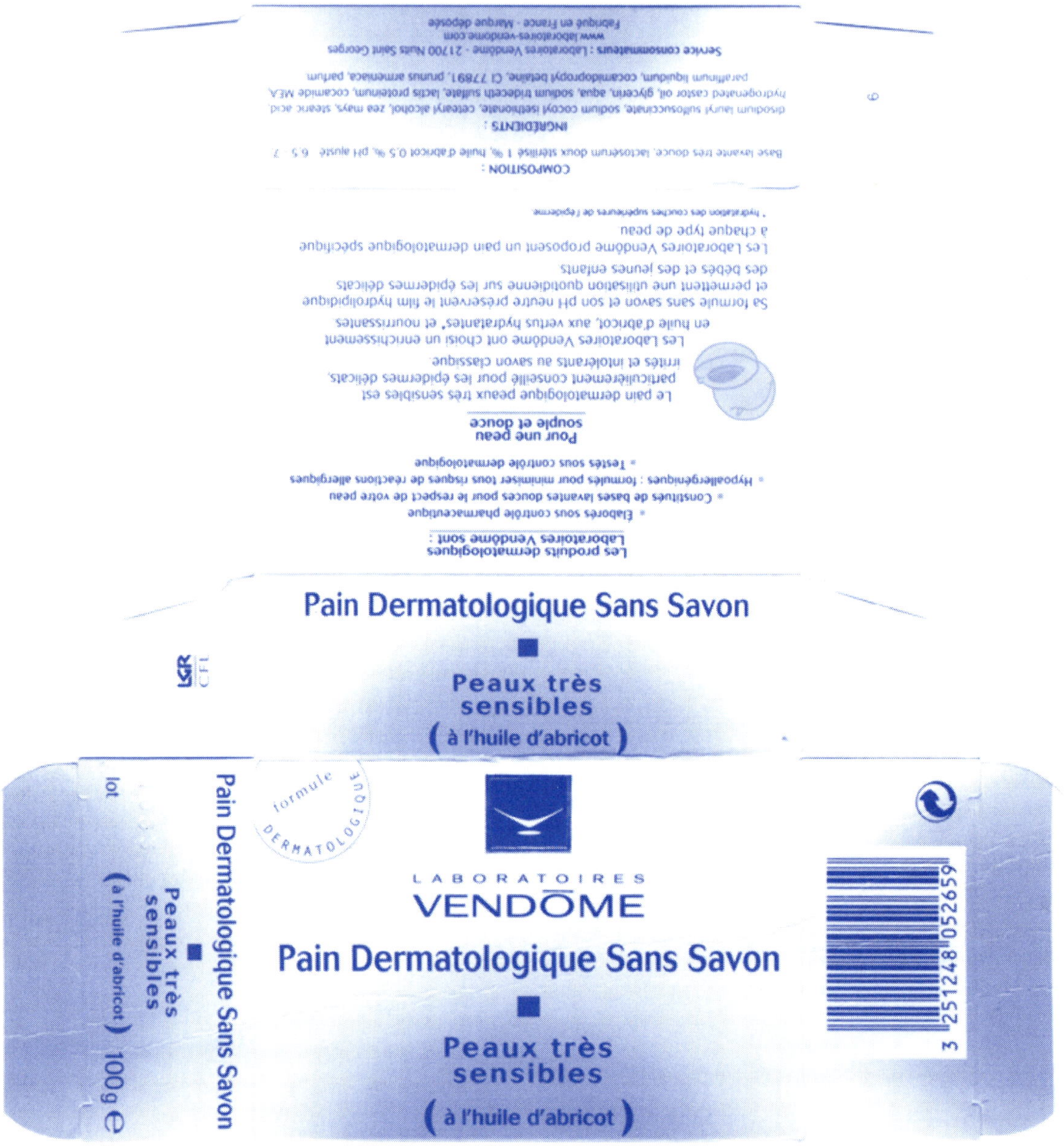
Pain Dermatologique Sans Savon
Peaux très sensibles
(à l'huile d'abricot)
formule DERMATOLOGIQUE
LABORATOIRES
VENDÔME
Pain Dermatologique Sans Savon
Peaux très sensibles
(à l'huile d'abricot)
3 251248 052659
Pain Dermatologique Sans Savon
Peaux très sensibles
(à l'huile d'abricot)
100 g e
lot

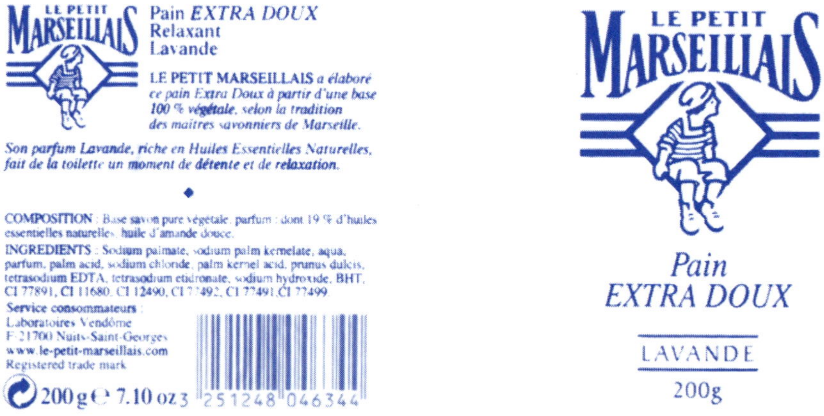
LE PETIT MARSEILLAIS
Pain EXTRA DOUX
Relaxant
Lavande
LE PETIT MARSEILLAIS a élaboré ce pain Extra Doux à partir d'une base 100 % végétale, selon la tradition des maîtres savonniers de Marseille.
Son parfum Lavande, riche en Huiles Essentielles Naturelles, fait de la toilette un moment de détente et de relaxation.
COMPOSITION : Base savon pure végétale, parfum : dont 19 % d'huiles essentielles naturelles, huile d'amande douce.
INGREDIENTS : Sodium palmate, sodium palm kernelate, aqua, parfum, palm acid, sodium chloride, palm kernel acid, prunus dulcis, tetrasodium EDTA, tetrasodium etidronate, sodium hydroxide, BHT
Service consommateurs :
Laboratoires Vendôme
F 21700 Nuits-Saint-Georges
www.le-petit-marseillais.com
Registered trade mark
200 g e 7.10 oz
LE PETIT MARSEILLAIS
Pain
EXTRA DOUX
LAVANDE
200g

CAS N° 16

L'alimentation à la crèche

Objectif

être capable de repérer les besoins spécifiques de chaque enfant et d'organiser son travail en conséquence

Mise en situation

vous êtes responsable de 6 enfants, section 2 à 12 mois. Il est 11 h 30, le chariot repas est introduit dans la section, les enfants le voient

1 Quelle sera votre première action ?

Présentation	Cédric	Erwin	Pierre	Antoine	Hélène	Margot
Âges	**8 mois**	**9 mois**	**10 mois**	**10 mois**	**7 mois**	**5 mois**
Réaction des enfants	Crie son impatience à la vue du chariot de repas	Peu intéressé, il mange très lentement. Nécessité de l'encourager. Bousculé, il ne conserve pas son repas.	Jumeaux éveillés, patients, mais ils crient si on les laisse sur le tapis de sol. Des deux, Antoine serait le plus vif.		Manifeste sa joie. Elle engloutit très vite ses repas, pleure dès qu'elle en constate la fin.	Intéressée. Elle s'endort à 12 h. Si elle ne peut le faire elle ne dormira plus. En fin d'après-midi elle sera énervée, ronchonnante.

2 Présentez un planning indiquant l'ordre que vous allez utiliser pour procéder à la distribution du repas. Justifiez votre choix.

	NOM	JUSTIFICATION
1er enfant nourri		
2e enfant nourri		
3e enfant nourri		
4e enfant nourri		
5e enfant nourri		
6e enfant nourri		

3 Observez ces différentes situations. Entourez la mention qualifiante qui vous semble convenir pour évaluer l'attitude de ces adultes. Commentez.

SECTION « BÉBÉ »

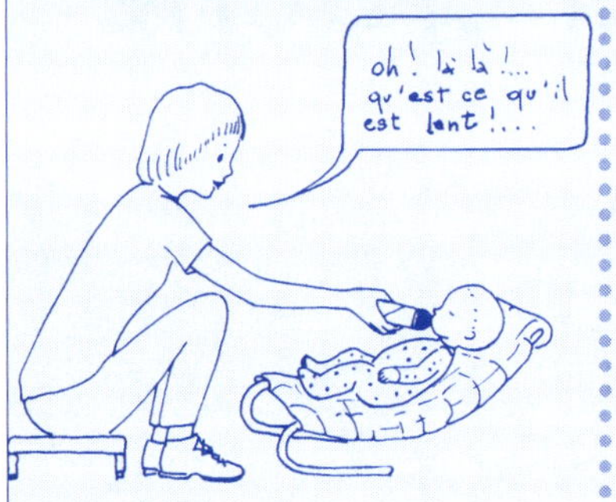

Attitude satisfaisante
non satisfaisante

Justifiez votre choix

SECTION « MOYEN »

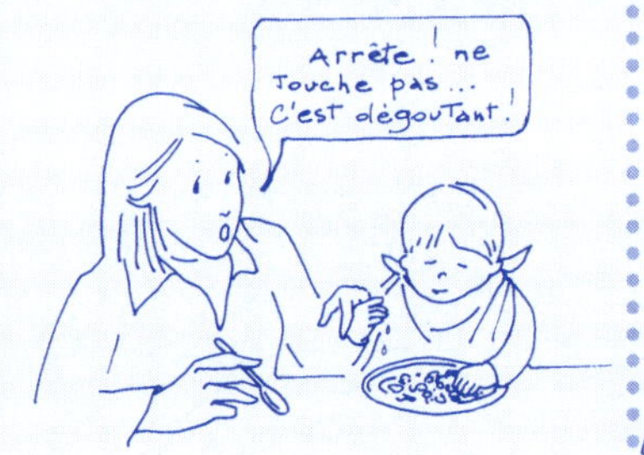

Attitude satisfaisante
non satisfaisante

Commentaire

SECTION « GRANDS »

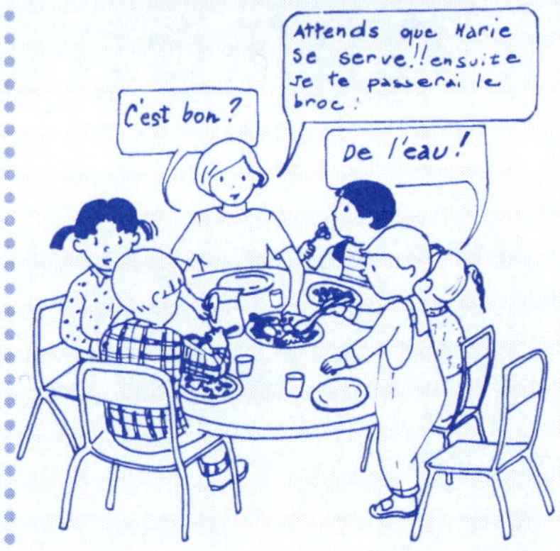

Attitude satisfaisante
non satisfaisante

Commentaire

CAS N° 17

L'implantation des locaux

Objectif

être capable de repérer les éléments d'un plan, et l'impact de l'environnement sur le quotidien d'un enfant et de sa famille

Mise en situation

on vous propose un CDD dans une crèche de la commune de XXX, av. Jean-Jacques Rousseau. La situation géographique de cet établissement vous est présentée avec le plan ci-dessous.

I Que pensez-vous de cette implantation ?

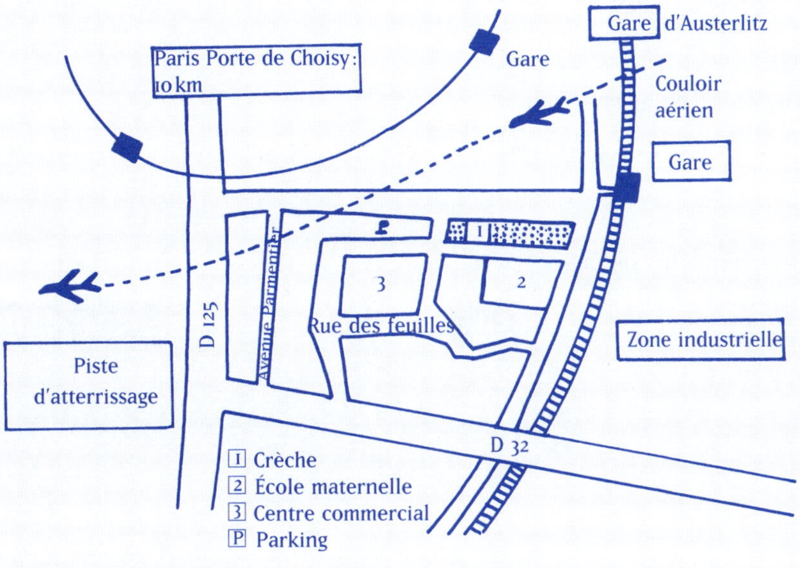

Implantation des locaux

• La fonction :

– L'implantation des locaux dépend de nombreux facteurs inhérents à la structure elle-même. (Historique, création de quartier, ...etc.).

– Au moment de la conception architecturale, un impératif semble toujours respecté.

À savoir : la séparation, très nette, des locaux les uns des autres selon leurs fonctions.

En crèche, la biberonnerie peut-être distincte de la cuisine. Il est souvent prévu une séparation du bureau de la directrice de la crèche des autres locaux. Ce bureau est généralement situé non loin de l'entrée de la crèche. Ainsi chaque pièce remplit une fonction spécifique et implique une distribution, par rapport aux autres pièces bien raisonnée.

• L'orientation :

L'orientation est toujours prise en compte, ainsi un espace « repos », un espace « activités » sont généralement orientés vers le sud afin de profiter d'un ensoleillement plus important. La cuisine ou la biberonnerie pouvant être orientées au nord.

• L'accessibilité :

La crèche, ou tout établissement à caractère sanitaire et social doit être accessible facilement de l'extérieur (transports en commun, stationnement) mais aussi à l'écart des nuisances telles que le bruit, décharge, usine d'incinération... etc.

Tous les locaux collectifs doivent désormais être accessibles aux personnes à mobilité réduite ou handicapées. De ce fait, la crèche doit être aménagée de plans inclinés, de bordures adaptées (suppression des marches de trottoir), de portes d'entrée suffisamment larges pour permettre le passage des fauteuils roulants.

2 Voici une représentation de la crèche parentale des hirondelles qui reçoit 10 enfants de 6 mois à 3 ans.

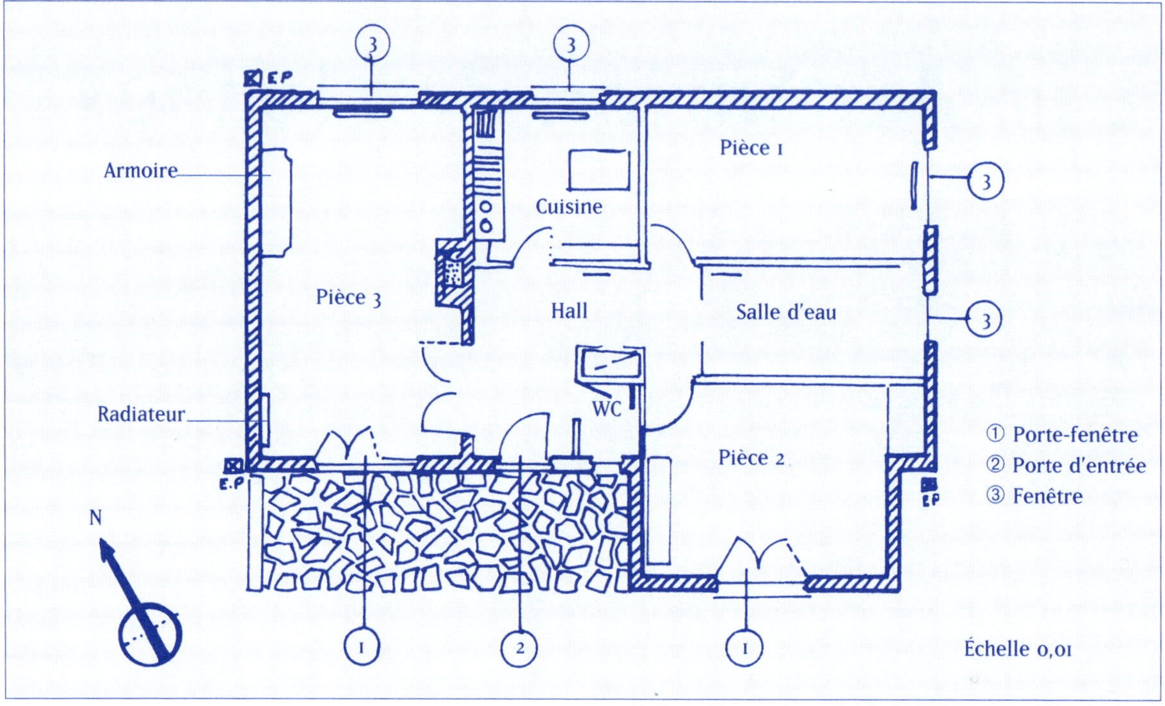

• Quelle est la façade la plus exposée au soleil dans la matinée ? Dans l'après-midi ?

• Quelle est la situation géographique

de la cuisine... de la pièce 1. ... de la pièce 2. ... de la pièce 3. ...

• Où installeriez-vous les pièces suivantes ?

PIÈCES	LIEU	JUSTIFICATION
Salle des changes		
Salle de repos		
Bureau de la directrice		
Salle d'activités (repas + jeu)		

CAS N° 18

La biberonnerie

Objectif

être capable de repérer les impératifs d'hygiène de circulation

Mise en situation

élève de BEP, vous devez, au cours de votre PFE, travailler une semaine dans une biberonnerie centrale

I En vous aidant du texte page suivante, réalisez le travail demandé.

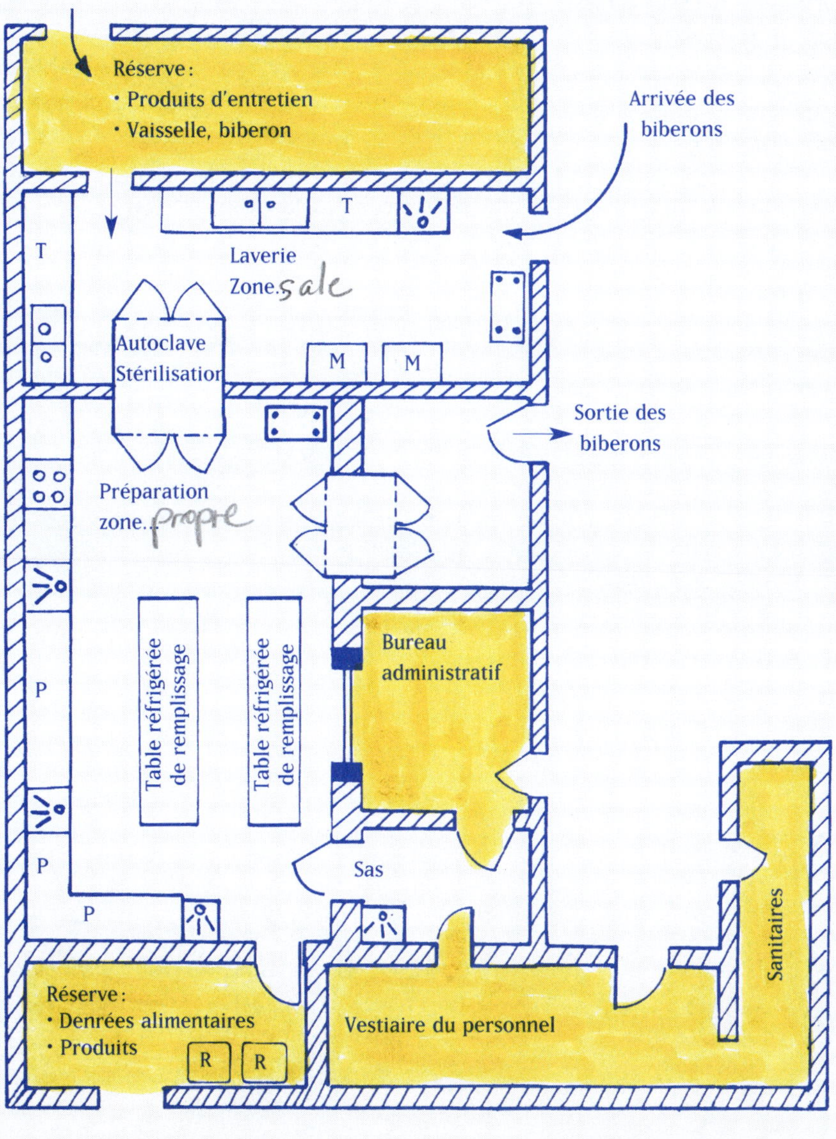

Légendes :

T : paillasse de tri

: plaque électrique

R : réfrigérateur

: Lave-mains

P : paillasse

M : machine à laver

: chariot roulant

: bac évier

: guichet vitrés coulissants

- Complétez les pointillés suivant le mot « zone ».
- Coloriez en jaune les locaux « annexes ».
- Fléchez en rouge le circuit que vous suivrez lorsque vous visiterez la zone « sale ».
- Fléchez en vert le circuit que vous suivrez lorsque vous visiterez la zone propre.
- Fléchez en noir le circuit suivi par les biberons au cours de leur passage à la biberonnerie.

2 Que remarquez-vous sur les circuits que vous avez parcourus ?

- Quelle remarque pouvez-vous faire sur le circuit suivi par les biberons ?

La biberonnerie est le local où se confectionnent les préparations à base de lait ou les produits de substitution pour les nouveau-nés et les nourrissons. Le lait étant reconnu comme un milieu où le développement des microbes est favorisé, des règles d'hygiène y sont rigoureusement respectées.

Ainsi toutes les préparations vont être confectionnées dans des locaux réservés exclusivement à cet usage.

Ces locaux seront répartis en 3 zones principales bien distinctes les unes des autres :

– la laverie et la stérilisation dite zone « sale » ;

– la production des biberons dite zone « propre » ;

– les locaux annexes.

L'organisation de la confection des biberons sera basée sur le principe de la marche « en avant ».

A) LA ZONE DITE « SALE » OU LA LAVERIE

Les biberons utilisés, donc « sales » arrivent directement dans la laverie. Ils subissent un tri pour éliminer les tétines usagées, les biberons dégradés. Biberons et accessoires sont nettoyés puis placés dans un bain javellisé pour ensuite être mis dans une machine à laver utilisant un détergent pour milieu alimentaire.

Le local dispose d'équipements nécessaires :

– au lavage des mains du personnel (lave-mains),

– au tri des biberons (paillasses en inox),

– au transport des biberons (chariot),

– au rangement des biberons (étagères, paniers en inox),

– au stockage de la vaisselle lavée,

– à la stérilisation par des autoclaves à vapeur et à double entrée.

B) LA ZONE DITE « PROPRE » EN LOCAL DE PRÉPARATION DES BIBERONS

Avant de pénétrer dans cette zone, le personnel passe par un sas où il va revêtir une tenue de travail réservée à la confection des biberons. Préalablement le personnel aura procédé à un lavage des mains.

Dans cette zone, les postes de travail ressemblent à ceux déjà présentés dans la zone « sale » (lave-mains, paillasses en inox, étagères de rangement).

La réalisation des biberons s'effectuera sur une table réfrigérée afin de maintenir le contenu des biberons aux alentours de 4 °C.

Les biberons confectionnés seront placés dans une armoire froide à double entrée ; ainsi la chaîne du froid sera respectée.

Toutes les boîtes entamées et les petits pots seront stockés dans un réfrigérateur.

Remarque : qu'il s'agisse de la zone propre ou de la zone sale, les revêtements de sol seront du carrelage alors que plans de travail, étagères et paniers seront de préférence en inox.

C) LES LOCAUX ANNEXES

Seront considérés comme locaux annexes tous ceux servant :

– de réserve : matériel, produits détergents/désinfectants, vaisselle, biberons ;

– au confort du personnel : vestiaires, sanitaires ;

– à l'organisation du travail ; bureau administratif où arrivent les prescriptions médicales nécessaires à la confection des biberons. Dans tous les cas, le personnel doit éviter les déplacements intempestifs entre les différentes zones afin d'éviter la contamination et le développement microbien.

Les produits d'entretien

Objectif

être capable de contribuer aux mesures d'hygiène en utilisant des produits d'entretien adaptés

I Annotez l'étiquette ci-dessous du produit d'entretien que vous pourriez utiliser dans les locaux de la biberonnerie.

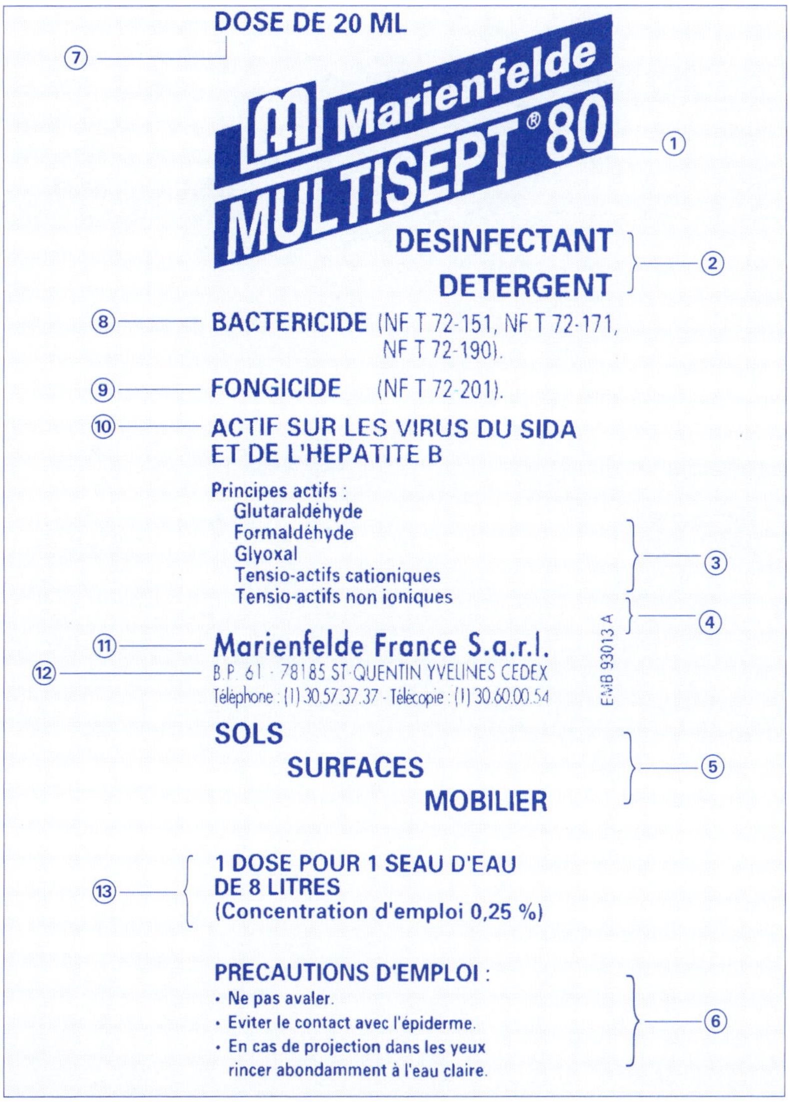

• Dans la biberonnerie citez 3 revêtements de surface où vous pourriez utiliser ce produit.

2 Dans les locaux de la biberonnerie où vous devez effectuer votre stage, vous remarquez la présence d'un alliage à base de fer rendu inoxydable par une association de nickel et de chrome, « l'inox » ou l'acier inoxydable. Présentez les avantages et les inconvénients de l'utilisation de l'inox.

AVANTAGES	INCONVÉNIENTS

Vous remarquez la présence importante de revêtements en céramique

- Terre cuite recouverte d'émail : les faïences murales
- Pâte argileuse serrée revêtue d'un vernis transparent ou d'un émail très épais } carreaux de grès cérame

Présentez les avantages et les inconvénients de l'utilisation :

→ des faïences murales.

AVANTAGES	INCONVÉNIENTS

→ des carreaux de grès cérame.

AVANTAGES	INCONVÉNIENTS

CAS N° 20

Les structures d'accueil de la petite enfance

Objectif

être capable de citer les caractéristiques des modes de garde

Mise en situation

dans votre entourage, plusieurs familles ont des enfants de moins de 3 ans. Quel mode de garde leur conseilleriez-vous ? Justifiez votre réponse

SITUATIONS CONCRÈTES	MODE DE GARDE	JUSTIFICATION
Victor, 15 mois. Sa maman ne travaille pas mais désire sensibiliser son fils à la collectivité.		
Amélie, 9 mois. Ses parents sont commerçants. Ils finissent leur travail vers 20 h mais ils sont libres le lundi.		
Charles, 18 mois. Son père travaille, sa maman est étudiante à la faculté. Elle dispose de 2 après-midi libres par semaines.		
Julie, 6 mois, est une enfant fragile car elle était prématurée. Ses parents travaillent ; ils recherchent un mode de garde calme avec une surveillance sanitaire et une stimulation éducative.		

FICHE RESSOURCE cas n° 20

Les structures d'accueil

STRUCTURES D'ACCUEIL DE TYPE COLLECTIF ET FAMILIAL : CARACTÉRISTIQUES ET RÉGLEMENTATION ACTUELLE

	Caractéristiques	Encadrement	Tarifs	Responsabilité
1° Type collectif *Crèche collective*	– Accueil à la journée d'enfants de moins de 3 ans, durant le travail de leurs parents. – Effectif réglementé : (entre 25 et 90 enfants). – Ouverture de 7 heures à 19 heures. – Fermeture annuelle d'un mois.	– Une personne pour : • 5 enfants qui ne marchent pas, • 8 enfants qui marchent. – 50 % du personnel doit être composé de personnel qualifié.	– Journalier. (en fonction des revenus des parents).	– Une puéricultrice ayant 5 ans d'expérience professionnelle. – En collaboration avec un médecin et, le cas échéant, un psychologue, une éducatrice ou une psychomotricienne.
Mini-crèche	– Crèche collective ayant un petit effectif (10 à 25 enfants).	– *Idem* crèche collective.	– Journalier.	– Idem crèche collective. – Plusieurs mini-crèches peuvent être sous la responsabilité d'une puéricultrice.
Crèche parentale	– Crèche collective organisée et gérée par les parents avec le soutien d'une personne qualifiée. – 16 enfants maximum.	– Assuré par les parents à tour de rôle. – Présence d'au moins deux personnes en permanence auprès des enfants.	– Libre.	– Exercée par les parents en collaboration avec un responsable appartenant à une profession paramédicale.
Halte-garderie	– Accueil pendant la journée (de façon occasionnelle, ou à temps partiel) d'enfants âgés de moins de 6 ans, dans un local aménagé à cet effet.	– Non prévu par les textes, varie d'une halte-garderie à l'autre.	– Prix à l'heure (repas en sus) [1].	Puéricultrice ou : – éducatrice de jeunes enfants ou – infirmière.
2° Type familial *Crèche familiale*	– Accueil quotidien d'1 à 3 enfants de moins de 3 ans chez des « assistantes maternelles » agréées.	– Assuré par l'assistante maternelle (sous surveillance de la directrice de la crèche et d'un médecin de PMI).	– *Idem* crèche collective.	– Une puéricultrice directrice de la crèche familiale en collaboration avec : – un médecin, une éducatrice et un psychologue.
Assistante maternelle indépendante agréée	– Accueil à domicile d'1 à 3 enfants de moins de 6 ans. – En externat ou en internat (*si enfant de l'ASE*).	– Assuré par l'assistante maternelle (sous surveillance régulière d'une puéricultrice).	– Libre (*en fonction des ressources des parents*).	– une puéricultrice attachée à la PMI et – un médecin, une assistante sociale et un psychologue

1. On ne tient pas compte des revenus.

CAS N° 21

Les personnels de la petite enfance

Objectif

être capable de déterminer les fonctions et les limites de compétence du personnel

Mise en situation

au cours de votre stage en crèche, vous remarquez que certaines tâches sont effectuées par différents personnels

1 Dans les situations suivantes, précisez qui est la personne compétente pour agir, en justifiant votre réponse.

SITUATIONS	PERSONNES COMPÉTENTES
Prendre la température de Julien qui semble fiévreux.	
Lui donner un bain car il a 38 °C de température.	
Lui donner un médicament auticonvulsion prescrit par le médecin.	
Assurer l'intérim de la directrice pendant un congé de maladie de 3 jours.	
Assurer le change de couches et les soins du nez de Christophe qui est enrhumé.	
Donner à Julie son biberon de lait.	
Prévenir les parents de Chloé d'une possible déficience visuelle.	
Organiser une activité motrice dans la section des moyens.	

2 Lorsque les enfants sont confiés à une crèche familiale, qui assure ces tâches? Sous quelle surveillance?

Les personnels

Différentes catégories de personnel

A) LA PUÉRICULTRICE

La direction des structures d'accueil de la petite enfance est le plus souvent confiée à une puéricultrice diplômée d'État (DE).

La puéricultrice DE est une infirmière diplômée d'État ayant pendant une année suivi une formation spécifique concernant le jeune enfant. Elle assure des fonctions de prévention, de soins, d'éducation, d'encadrement, de formation au sein d'une équipe pluridisciplinaire médico-sociale et éducative.

B) L'ÉDUCATRICE DE JEUNES ENFANTS

C'est une personne titulaire du diplôme d'État d'éducateur de jeunes enfants (2 ans de formation après le baccalauréat).

Sa mission est de favoriser le développement et l'épanouissement du jeune enfant par une action éducative adéquate. Elle peut diriger certaines structures d'accueil (halte-garderie par exemple).

C) L'AUXILIAIRE DE PUÉRICULTURE

C'est une professionnelle de la petite enfance ayant reçu une formation professionnelle sanctionnée par un Diplôme professionnel (DPAP).

Cette formation a une durée d'un an. La fonction de l'AP est de répondre aux besoins quotidiens de l'enfant : besoin d'hygiène et de confort, besoin d'activités et de jeux, besoins alimentaires.

D) LES ASSISTANTES MATERNELLES (voir tableau)

Elles peuvent être indépendantes, travailler en crèche familiale, ou accueillir d'une manière permanente les enfants placés par l'ASE.

Les assistantes maternelles bénéficient d'un statut professionnel.

Elles ont la qualité de salarié. Un contrat de travail établi entre l'employeur et l'assistante maternelle définit les droits et les devoirs des deux parties.

L'agrément est valable pour une durée de 5 ans. Pour obtenir son renouvellement l'assistante maternelle doit avoir bénéficié d'une formation destinée à l'aider dans les tâches éducatives. Cette formation est organisée par la PMI.

2 L'assistante maternelle

Conditions d'agrément de l'assistante maternelle	Statut de l'assistante maternelle
L'assistante maternelle doit : – Faire une demande à la DDASS. – Remplir un « dossier administratif ». – Passer une visite médicale (ainsi que les membres de sa famille). – Avoir un logement salubre. – Avoir des qualités morales et intellectuelles.	*Depuis 1992 l'assistante maternelle a un « statut professionnel » reconnu :* – Le salaire est calculé selon le SMIC (3 fois le SMIC/horaire par jour et par enfant à charge). À ce salaire s'ajoutent des indemnités d'entretien et de congés payés. – Si l'assistante est indépendante, elle est payée par les parents. – Si elle dépend de la crèche familiale, elle est payée par la crèche. – Un contrat de travail est établi entre l'employée et l'employeur.
La formation minimale est obligatoire. Elle est fixée à 60 heures dans les 5 années qui suivent l'agrément, dont 20 heures au cours des 2 premières années. Pour les AM (ASE), cette formation est fixée à 120 heures dans un délai de 3 ans. Le département assure le financement de cette formation.	

2e PARTIE

L'enfant de 3 à 6 ans

CAS

CAS N° 22

Le schéma corporel

Objectifs

— déterminer les capacités graphiques de l'enfant

— situer l'évolution de la représentation corporelle à travers le dessin

Mise en situation

stagiaire en centre de loisirs maternel, vous participez, avec l'éducatrice de jeunes enfants, à l'atelier de dessin. Il est prévu de réaliser une exposition dans le hall de l'établissement à l'intention des parents.

1 Observez les dessins d'enfants page suivante et complétez le tableau ci-après.

Nº DESSIN	ÂGE	ÉLÉMENTS GRAPHIQUES[1] UTILISÉS	ÉLÉMENTS CORPORELS REPRÉSENTÉS	PÉRIODE CARACTÉRISTIQUE DU DESSIN

1. Trait vertical, oblique, horizontal... Rond, carré, rectangle, triangle...

1
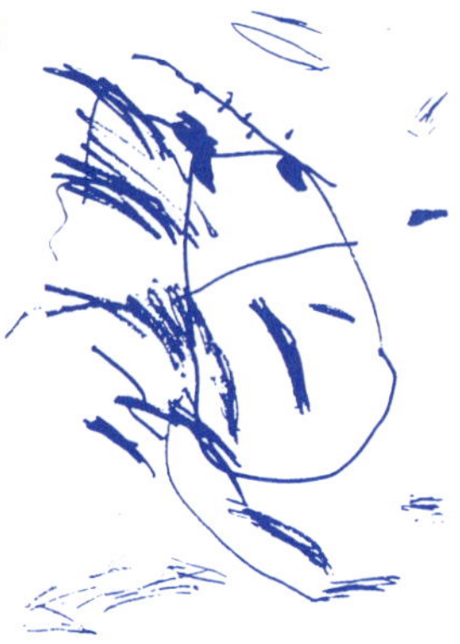
Lucas 20 mois

2
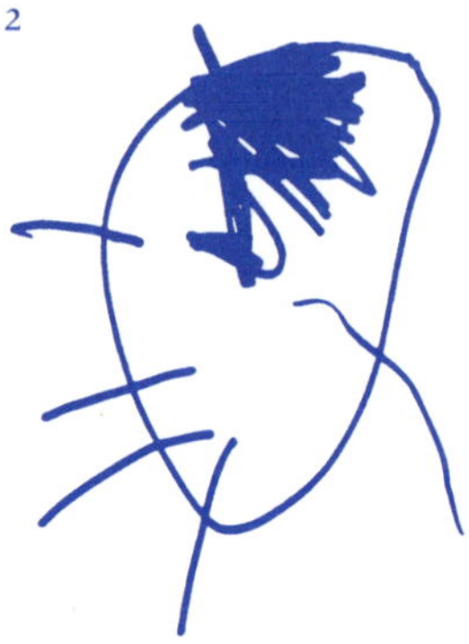
Marine 2 ans 1/2

3
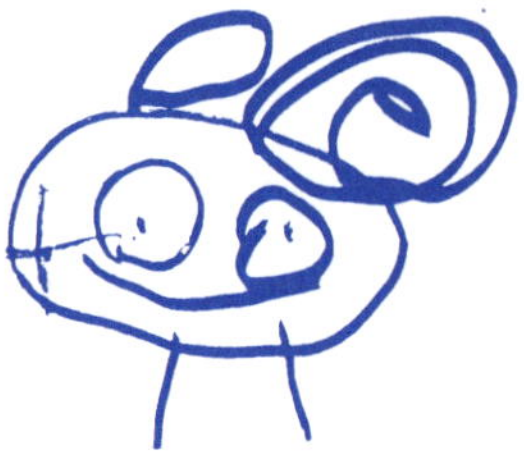
Mathieu 3 ans

4
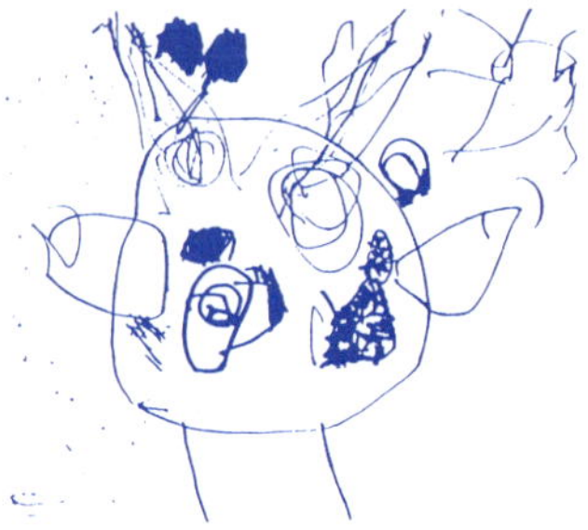
Charlène 3 ans 5 mois

5
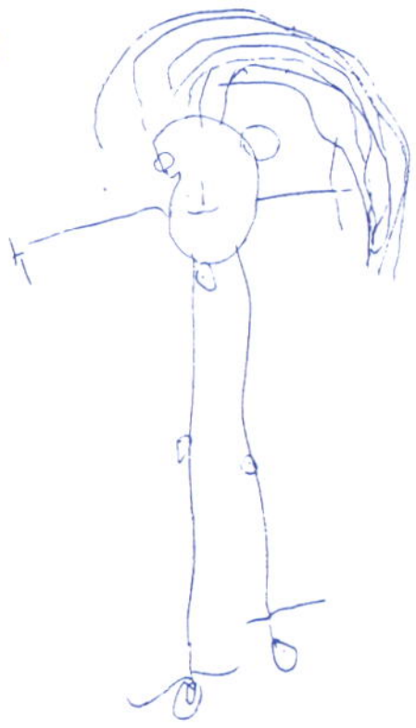
Mathieu 3 ans 1/2

6
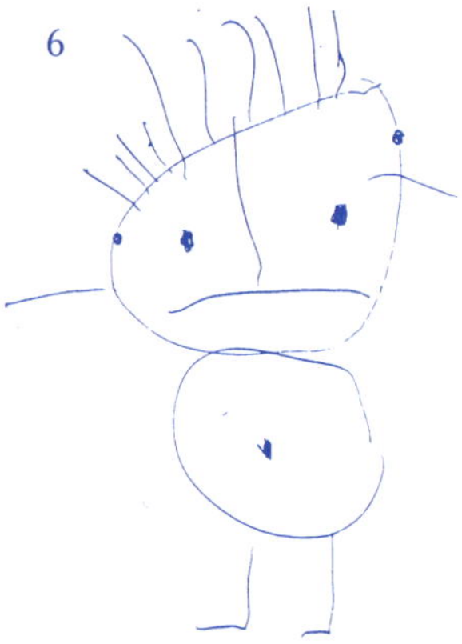
Mathieu 4 ans

7
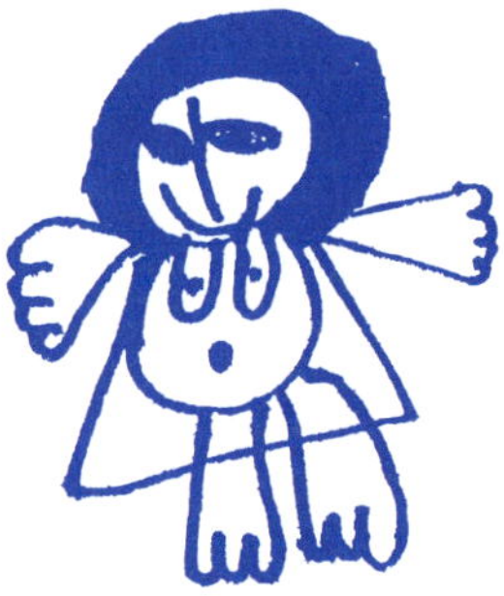
Marine 4 ans 1/2

8
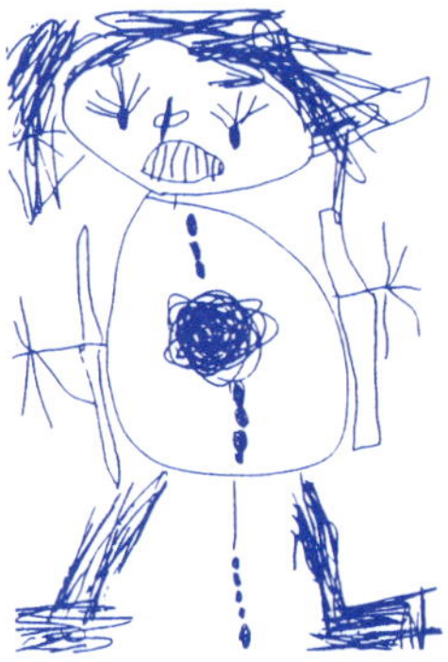
Mathieu 4 ans 1/2

9
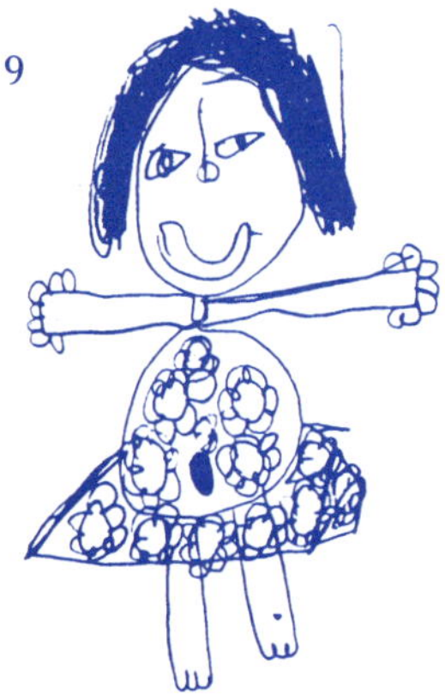
Marine 5 ans

10
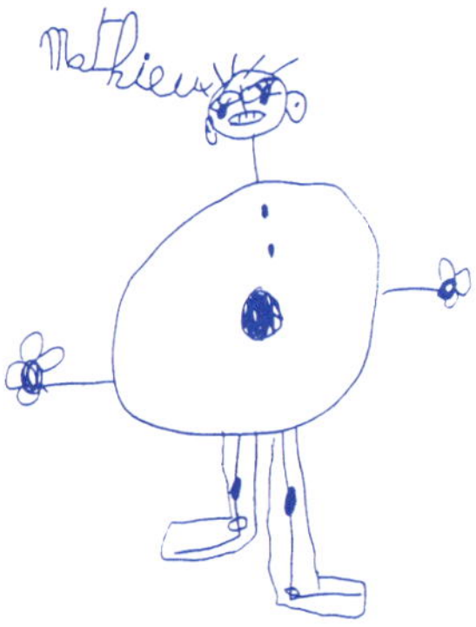
Mathieu 5 ans

11
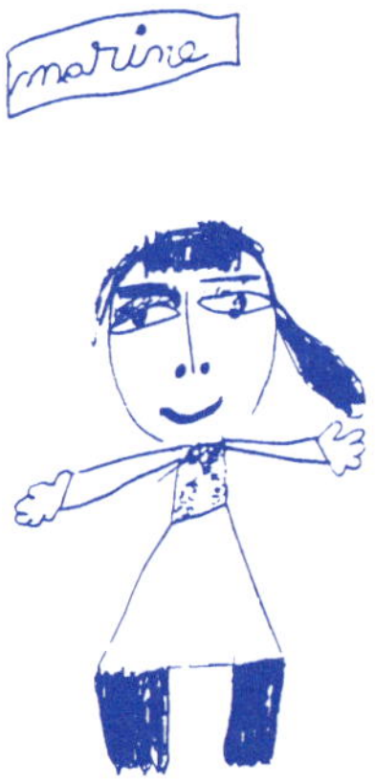

Marine 5 ans 10 mois

12
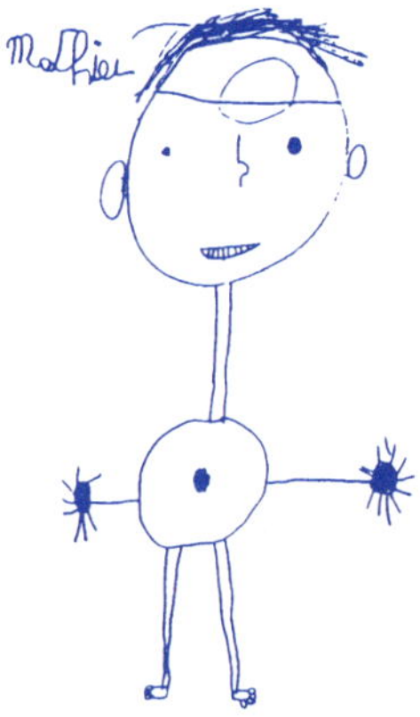
Mathieu 5 ans 8 mois

13
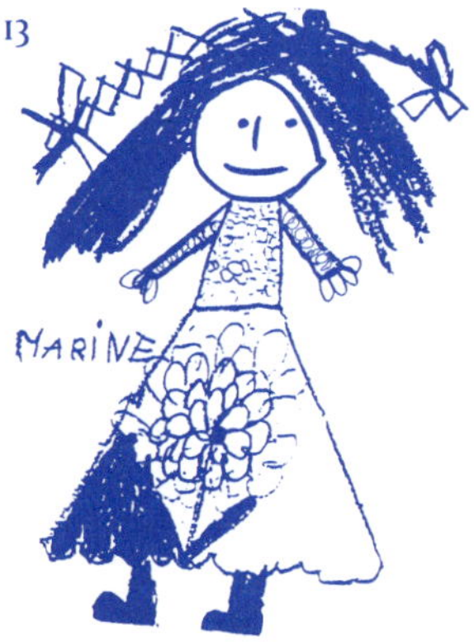

Marine 6 ans

Je me dessine

2 Parmi les représentations caractéristiques du « bonhomme têtard », quelles différences remarquez-vous ?

3 À partir de quel âge l'enfant représente-t-il un schéma corporel complet ? Quels dessins correspondent à ce stade ?

4 Vers quel âge garçons et filles font-ils des dessins différents ?
Quelles sont ces différences, que signifient-elles ?

5 L'éducatrice de la crèche vous demande de ne jamais « corriger » le dessin d'un enfant mais au contraire de l'encourager à décrire ce qu'il représente pour lui. Justifiez cette consigne.

Le schéma corporel

Évolution de l'expression graphique chez l'enfant

15/18 mois

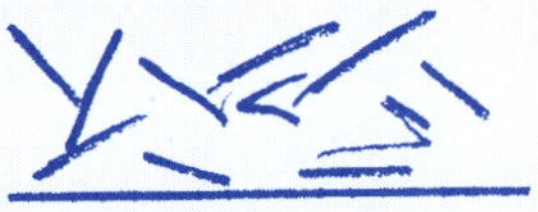

L'enfant fait beaucoup de lignes horizontales ou inclinées, il ne veut pas représenter, il joue à «*tracer*».

18 mois/2 ans

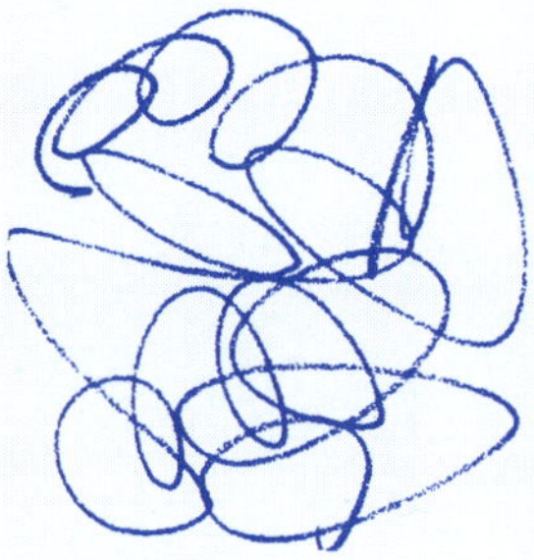

L'enfant perfectionne ses possibilités motrices. Il veut imiter l'écriture adulte et trace des tourbillons spiralés, appelés «*gribouillis*», auxquels il donne une signification selon la disposition affective du moment. La forme n'a pas de valeur de signification par elle-même: c'est l'âge du «*réalisme fortuit*».

2 ans

L'enfant améliore sa technique représentative, il abandonne le gribouillis et essaye de dessiner, mais ses erreurs apparentes sont autant d'aveux sur sa façon de voir et de sentir le monde. C'est l'âge du «*réalisme manqué*».

3 ans

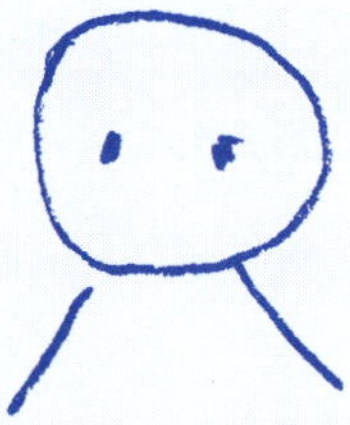

Quelle que soit sa nationalité, un enfant de 3 ans représente l'homme sous forme d'un «*bonhomme têtard*»: une grosse tête avec des yeux et des jambes (c'est le dessin de 90 % d'enfants), l'enfant sait utiliser le «*cercle*».

4 ans

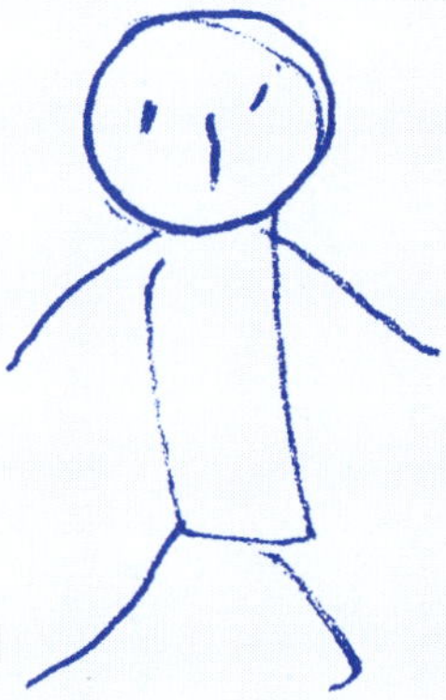

L'enfant peut nommer ce qu'il dessine, il a perfectionné sa technique, le dessin représente une forme évocatrice plus proche de la réalité; toutefois, il ne cherche pas à copier la réalité, mais à traduire ce qu'il perçoit de celle-ci; c'est la période du «*réalisme intellectuel*» qui dure jusqu'à la neuvième année environ.

Une caractéristique des dessins à partir de la quatrième année est la «*transparence*»; les maisons laissent voir leur intérieur, les océans leurs poissons, il y a une avalanche de détails, tous très significatifs pour l'enfant.

À sa représentation de l'être humain, le jeune enfant ajoute le tronc, les mains, les pieds (les cheveux parfois).

Il sait utiliser le «*rectangle*» et le «*carré*».

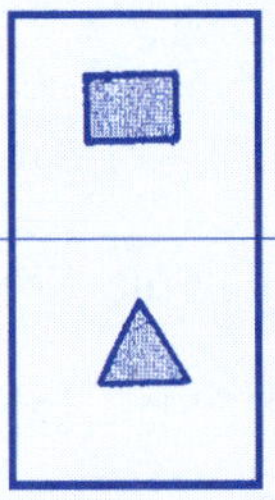

À partir de 5 ans, l'enfant utilise le «*triangle*» et élabore davantage les formes. Ce n'est qu'à 9 ans qu'apparaît le «*réalisme visuel*», l'enfant apprend à reproduire la réalité.

CAS N° 23

La sexualité de l'enfant

Objectif

être capable de définir les différents stades sexuels de l'enfant, afin de comprendre son comportement et de déterminer des attitudes adaptées pour l'adulte

Mise en situation

lorsque les parents de Martine viennent la chercher à la sortie d'école maternelle dans laquelle vous travaillez, la petite fille repousse systématiquement sa mère, pour courir dans les bras de son père. Vous discutez de ce comportement avec sa maman

I L'enfant est un être sexué et l'éveil de sa sexualité commence dès la naissance.

Sigmund Freud (1856-1939) a défini plusieurs stades sexuels.

Les différents stades sexuels

A) LE STADE ORAL DE 0 À 1 AN

Cette période est marquée par deux activités orales différentes :

La succion : le nouveau-né éprouve une sensation de bien-être lorsqu'il tète le sein de sa mère.

La morsure : elle apparaît vers l'âge de 6 mois, avec la poussée dentaire et le sevrage. C'est une pulsion ambivalente, à la fois de plaisir, mais aussi agressive.

B) LE STADE ANAL VERS 2-3 ANS

La zone érogène dominante est la région anale, avec les organes d'évacuation des selles et des urines. Les manifestations de plaisir viennent aussi bien de la rétention, que de l'expulsion du produit hors du corps.

C) LE STADE PHALLIQUE VERS 3-6 ANS

Ce stade marque l'apogée de la sexualité infantile. La zone érogène dominante se situe au niveau des organes génitaux.

La découverte du sexe : à 3 ans l'enfant connaît son propre sexe. Il différencie également l'homme de la femme, donc le père de la mère. L'enfant accorde à l'anatomie un intérêt tout particulier, il parle fréquemment des organes génitaux, il les touche (masturbation). Cette découverte suscite des sentiments très complexes : surprise, curiosité, inquiétude… C'est l'âge auquel il se pose de nombreuses questions et questionne les parents sur la sexualité, la maternité. L'enfant n'attend de l'adulte que des réponses simples.

Le complexe d'Œdipe : la sexualité de l'enfant l'attire vers le parent du sexe opposé au sien et le pousse à rejeter l'autre. Le parent du même sexe est un rival à l'égard duquel l'enfant manifeste des sentiments de haine et de jalousie.

La résolution du complexe d'Œdipe : s'identifier au parent du même sexe jouera un rôle décisif pour résoudre le complexe d'Œdipe.

Pour le garçon, le détachement de la mère se réalise par le désir de ressembler au père.

Pour la fillette, le détachement de son père se réalise par le désir de ressembler à sa mère.

D) LE STADE GÉNITAL À LA PUBERTÉ

Un « *stade de latence* » se déroule entre 6 et 12 ans. C'est une période calme sur le plan sexuel, par rapport à la période précédente.

Le stade génital ne se manifeste qu'à la période pubertaire. Il se caractérise par une maturité sexuelle. La zone génitale devient zone érogène dominante.

2 Dans les situations suivantes, vous analyserez le comportement de l'enfant et situerez le stade sexuel auquel il se trouve.

SITUATIONS	COMPORTEMENT DE L'ENFANT	STADE SEXUEL
Patrick (2 ans 1/2) et Léa (3 ans) s'amusent dans le bain. Ils découvrent leurs organes génitaux avec une innocence totale. Ils se touchent, s'observent de près. La mère intervient et sépare brutalement les enfants en les traitant de « dégoûtants. »		
Delphine (4 ans) adore son père. Lorsqu'il arrive, elle se précipite sur lui pour lui raconter sa journée, elle veut qu'il joue avec elle, qu'il la couche... Lors de promenade à la campagne, si elle voit ses parents enlacés, elle se précipite entre eux, prend la main de son père et insensiblement écarte sa mère !		
Baptiste a 5 mois ; il prend un grand plaisir à sucer tout ce qu'il peut attraper : biberon bien sûr, mais aussi tétine sur laquelle il s'acharne avec bruit ! Doigts, orteil, foulard de sa mère lorsqu'elle le porte.		
Anna (3 ans) se dandine d'une fesse sur l'autre en triant ses *Légo*. Sa mère insiste : « Anna, tu as besoin d'aller aux toilettes !! », « Non non » répond Anna en se précipitant sur le pot ! 2 minutes plus tard, toute fière, elle appelle sa mère : « Viens voir ! ! ! »		
Mathias (6 ans) est tranquillement installé dans le canapé en regardant la télévision. Il a l'air un peu endormi. C'est alors que sa maman remarque qu'il est en train de toucher ses organes génitaux. « Ça me repose » dit il ! Sa mère lui explique qu'elle n'y voit pas d'inconvénient, mais que ce moment doit rester privé, qu'il peut le faire dans sa chambre, mais pas au salon. Son père est choqué et dit brutalement « Dans ta chambre ! ! »		
Maman est en train de changer Marine (2 mois). Son frère Mathieu (4 ans), regarde sa sœur et crie, affolé : « maman, elle a perdu le zizi ! » Sa mère le rassure : « les petites filles n'ont pas de zizi comme les garçons, ils ne sont pas fait pareils. » Mathieu est intrigué : « et par ou elle fait pipi ? » Maman lui explique : « elle a un petit trou comme toi, mais il est caché entre ses jambes. »		

3 Les parents peuvent avoir des réactions très diverses face à l'éveil de la sexualité de leur enfant. En vous aidant des cas, retrouvez ces réactions et les conséquences qu'elles peuvent avoir.

ATTITUDES POSITIVES	ATTITUDES NÉGATIVES

CAS N° 24

L'école maternelle

Objectif

être capable de définir le rôle de l'école maternelle en tant que réponse au besoin social et au besoin d'éveil de l'enfant

Mise en situation

vous travaillez dans une école maternelle. Vous aidez l'institutrice à préparer et installer les différents ateliers

1 Complétez le tableau.

PETITE SECTION

L'objectif de cette section est de développer l'autonomie de l'enfant grâce à la connaissance de son corps, à l'acquisition du vocabulaire, lui permettant d'exprimer ses sensations, ses idées, ses besoins ; et à l'apprentissage de la vie avec les autres. Aussi, les activités proposées sont très variées : puzzles, entretien du hamster et des plantes, parcours moteur, confection de la collation, chant, contes, dessin et bien sûr le rangement.

– Retrouvez les 3 objectifs de cette section et indiquez les jeux qui s'y rapportent.

Objectifs	Jeux
1 – l'autonomie	
2 –	
3 –	

MOYENNE SECTION

L'enfant de 4-5 ans apprécie l'école qui lui permet la vie collective. Là, les enfants s'organisent en « clans » de 3 ou 4 copains. À cet âge, l'enfant est persévérant ; il veut terminer ce qu'il a commencé. C'est le stade du jeu-travail ou « jeu utilitaire » avec un but posé au départ. Ceci permet à l'institutrice de proposer des travaux en groupe ou en ateliers ayant pour but une exposition ou un spectacle.

– Quel est l'intérêt du travail en groupe ?

– Quelles capacités sont développées à travers l'organisation d'un spectacle ?

GRANDE SECTION

Avant l'entrée en CP, l'enfant doit pouvoir se repérer dans le temps et l'espace, avoir une maîtrise du graphisme et la notion de nombre et de quantité. Ce n'est pas encore le calcul ou la lecture, mais à travers le dessin, les manipulations, l'enfant apprend à compter, à reconnaître les signes, les volumes, à classer, trier…

– Quel est l'objectif de la grande section ?

– Retrouvez des activités permettant à l'enfant de repérer le temps, l'espace, les nombres.

2 Augustin a 5 ans. Depuis sa naissance, il est gardé par sa maman. Aujourd'hui, il entre à l'école maternelle, car sa maman a décidé de retravailler.

Augustin arrive dans la classe des grands en s'accrochant à la main de sa mère, les larmes aux yeux.

En classe, il est seul dans son coin et ne veut pas prêter ses crayons. À la récréation, il ne sait pas très bien où aller, il oublie de mettre son manteau et a très peur des bousculades dans la cour.

Pendant les activités, la maîtresse remarque qu'Augustin est calme ; il ne se lève pas sans arrêt comme certains enfants et se débrouille très bien en graphisme.

À la cantine, il regarde avec étonnement les autres enfants qui distribuent le pain, se servent seuls, débarrassent la table, tout en discutant de l'anniversaire de Laure, auquel ils sont invités.

– Tu y va, toi, à l'anniversaire ? demande son voisin.

– Je ne sais pas... J'ai pas été invité ! C'est bien ? s'intéresse Augustin.

15 jours plus tard, Augustin s'est fait un tas de copains et demande à sa mère de pouvoir rester au goûter.

L'école maternelle développe l'**autonomie**, le sens des **responsabilités** et la **socialisation** de l'enfant.

Retrouvez dans le texte les situations qui illustrent ces objectifs.

3 À partir du texte suivant « la maternelle, enjeu social », répondez aux questions suivantes :

• En quoi l'organisation et l'architecture de l'école maternelle permettent-elles aux enfants de devenir « grands » ?

• Relevez les exemples où les enfants « travaillent » sans s'en apercevoir. Quels sont les principaux acquis ?

• En quoi l'école maternelle est-elle importante dans le développement du langage ?

• Comment le texte définit « l'art de parler » ?

FICHE RESSOURCE

cas n° 24

La maternelle : enjeu social

La classe, une maison en miniature

Le plan d'une classe d'école maternelle ressemble à celui de la maison. Des mini-cloisons séparent les « coins » semblables aux pièces d'un appartement. Coin cuisine où l'on confectionne des repas, coin poupée où l'on joue au papa et à la maman, coin jeux pour faire des puzzles, des jeux de construction… coin bureau avec un téléphone, une télécommande et en grande section une machine à écrire, du papier à lettre, des enveloppes et des timbres pour envoyer du courrier, coin salon ou plutôt coin lecture qui réunit les enfants à l'heure du conte.

« On y retrouve, à l'échelle de l'enfant, tous les éléments qui constituent la vie quotidienne des adultes. Car l'école maternelle permet aux petits d'imiter la vie des grandes personnes pour devenir grands à leur tour » dit Caroline Teissier, institutrice de moyenne section à l'école Jacques Prévers d'Aubervilliers dans la région parisienne. Devenir grand c'est-à-dire pouvoir faire comme les grands en cuisinant, bricolant, lisant. Cela signifie aussi apprendre à se passer de l'aide des grandes personnes pour manger, se laver, s'habiller. Enfin, il s'agit de prendre ses responsabilités, d'apprendre à faire des choix, à se connaître et à décider par exemple que l'on fera telle ou telle activité parmi celles que propose la maîtresse. Au fond, vivre à l'école maternelle, c'est vivre tout court mais en prenant le temps d'assimiler, de manipuler, de grandir à son rythme.

Comment « travailler » sans s'en apercevoir ?

La vie, le jeu, les sorties… C'est bien mais il y a aussi le travail. « Surtout, disent encore les institutrices ne les faites pas travailler d'une manière ennuyeuse et scolaire ». En maternelle, on apprend beaucoup mais en jouant, presque sans s'en apercevoir. Et si les sorties, l'ouverture sur l'extérieur, la participation à la vie des grandes personnes relèvent aussi – surtout ? – de la famille, la pédagogie elle, fait très bon ménage avec l'école. Les institutrices n'ont pas leur pareil pour faire entrer dans les petites têtes de difficiles notions abstraites à partir d'activités tout à fait concrètes. Ainsi le petit déjeuner ou le goûter pris en commun présente un caractère convivial mais aussi un aspect pédagogique insoupçonné. En effet, que font les enfants ? Ils comptent les parts, les découpent en tranches égales, ils se familiarisent avec les figures géométriques, le principe des opérations arithmétiques grâce aux petits gâteaux ronds, carrés ou triangulaires qui constituent un délicieux champ d'expérience…

Parler, parler et encore parler

En effet, le langage est bien la grande affaire de la maternelle. Tout ce qui permet de dénouer les langues des plus timides est le bienvenu : les comptines, les histoires, les fêtes fournissent des sujets de conversation. Mais c'est tout un art de parler. Il suppose d'apprendre à écouter les autres, à réfléchir avant de parler puis à le formuler précisément et correctement pour que tout le monde comprenne, etc. Encore un exercice qui peut se poursuivre à la maison. Enfin, pour aider les enfants à bien vivre ces années heureuses de petite école, une bonne hygiène de vie peut limiter la fatigue accumulée par des journées très longues pour des jeunes écoliers. « Les coucher tôt dit Michèle Ballon institutrice de petite section, les faire manger sain, leur donner des livres et les amener partout… » telles seraient les clefs d'une année réussie. Karine Jouanneau qui, elle, est institutrice de grande section, parle comme ses collègues de « sortir les enfants un maximum et de leur confier des responsabilités à leur mesure : arroser la plante verte, nourrir le poisson rouge, mettre le dessous de plat sur la table et débarrasser les verres… Autant de charges qui aident à se sentir capable de tenir des engagements, de mener une tâche à bien et jusqu'au bout sans faire de bêtises… Elle ajoute : leur donner l'esprit critique afin de leur permettre de se mieux connaître. Quand ils disent devant un tableau, une affiche, un paysage, un animal « c'est pas beau ! », leur demander pourquoi ce n'est pas beau selon eux afin qu'ils cultivent leur propre personnalité.

■ *Vie de famille*, **CAF de l'Essonne.**

CAS N° 25

L'alimentation en collectivités : les besoins alimentaires

Objectifs

— proposer des menus adaptés à l'enfant en bonne santé en collectivité d'enfants

— expliquer l'intérêt des repas

Mise en situation

stagiaire dans une école maternelle, vous aidez les enfants à constituer leurs plateaux repas, lors du passage au self-service à midi

1 Carole, 4 ans, sélectionne son plateau repas comme suit : entrée : charcuterie ; plat principal : rôti de porc + pomme de terre frites ; produit laitier : camembert ; dessert : beignet de banane ; pain + soda.

• Quelles sont les erreurs de composition pour ce repas ?

frites - soda.

• Que lui proposer, en dehors du plat principal qui reste inchangé, pour remédier à ces erreurs ?

lui proposer de l'eau à la place du soda

2 Lucas, 5 ans, a déjà disposé sur son plateau repas : assiette avec escalope de dinde + riz ; 1 part de fromage + 1 tranche de pain ; compote de pomme/banane.

Il hésite pour choisir son entrée. Que lui conseillez-vous parmi les différents hors d'œuvres proposés : tranches de saucisson, quiche aux lardons, assiette de carottes et choux rapés + vinaigrette, avocat mayonnaise aux crevettes ?

assiette de carottes et choux rapés

3 On vous demande d'organiser le lieu du repas des enfants.

• Quelle salle choisissez-vous ?

• Comment disposez-vous les tables ?

4 Citez les attitudes importantes à développer lors de la surveillance des repas.

5 Le moment du repas est un outil éducatif important pour le développement de l'enfant.

Expliquez pourquoi :

Les excès de certains restaurants scolaires

Les restaurants scolaires ont encore quelques progrès à faire.

– *Excès d'apport énergétique*, en particulier excès de lipides et produits sucrés.

Il est stupide d'obliger toujours les enfants à finir ce qui est dans leur assiette, quand ils ne se sont pas servis eux-mêmes. Autrefois, la règle morale était « tu ne laisseras rien dans ton assiette », aujourd'hui elle est : « tu ne mangeras pas au-delà de ton appétit ».

– *Les enfants doivent pouvoir boire à volonté*. Mais la boisson normale est de l'*eau*, l'eau du robinet. Il n'y a aucun intérêt – bien au contraire – à mettre sur la table des sirops ou d'autres boissons colorées et sucrées.

– La place des *produits laitiers*, y compris fromages, et celle des fruits frais dans les menus, est encore trop souvent insuffisante.

– *L'ambiance des repas* est un élément important de la qualité de la restauration scolaire. Trop souvent les cantines ou les restaurants scolaires fonctionnent dans de vastes locaux, pas toujours dévolus à cet usage, trop grands et trop bruyants, où le respect d'un minimum de discipline est difficile. Un repas pris dans une telle ambiance est malsain : l'enfant a besoin, au milieu d'une journée scolaire déjà bien remplie, d'un peu de calme et de détente ; la qualité nutritionnelle du repas y gagnera et son aspect éducatif aussi.

Les tables doivent garder une *dimension familiale* : six couverts par table est un idéal, huit un maximum à ne pas dépasser.

Au restaurant scolaire, l'enfant acquiert des *comportements alimentaires* qu'il gardera dans les années à venir. Il acquiert aussi des *comportements sociaux* qui le marqueront durablement. Si l'ambiance est bonne, il apprendra à partager équitablement, et à respecter les autres. Si l'encadrement est mauvais ou insuffisant, il apprendra qu'on peut constituer un « gang » avec les plus forts et brimer les plus faibles, par exemple s'approprier leur part de dessert. Le rôle éducatif des repas scolaires déborde de beaucoup les aspects nutritionnels.

L'encadrement est particulièrement important. Il faut compter au moins un agent de surveillance et un agent de service pour quarante enfants. Le personnel d'encadrement et de service doit contribuer à la bonne ambiance du repas, assurer une discipline douce (et non pas imposer le silence), veiller au lavage des mains, au partage équitable des portions.

CAS N° 26

L'enfant de 3 à 6 ans : dents et caries

Objectifs

— énoncer les facteurs de prévention favorisant une bonne denture

— définir la plaque dentaire et la carie

— décrire l'évolution de la carie dentaire

Mise en situation

stagiaire dans une crèche, Lucie, 2 ans et demi, vous présente sa brosse à dent après le repas de midi

1 Complétez la légende du schéma suivant.

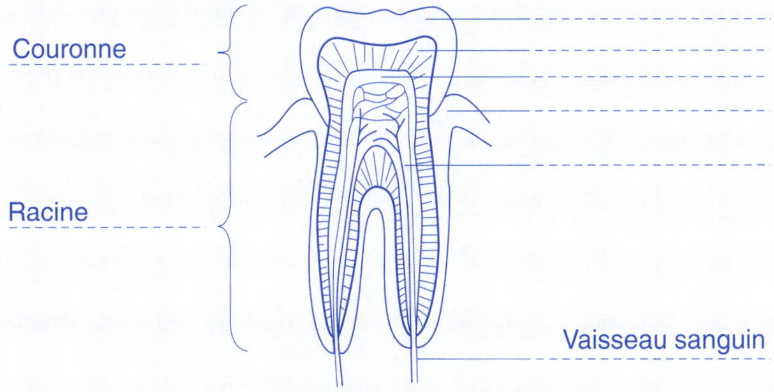

Coupe d'une molaire

2 Nommez le phénomène par lequel débute toujours une carie :

3 Citez les éléments qui forment la plaque dentaire.

4 Replacez les schémas A, B, C et D, page suivante, dans l'ordre chronologique d'apparition.

Donnez un titre à chaque petit schéma.

ÉVOLUTION DE LA CARIE DENTAIRE

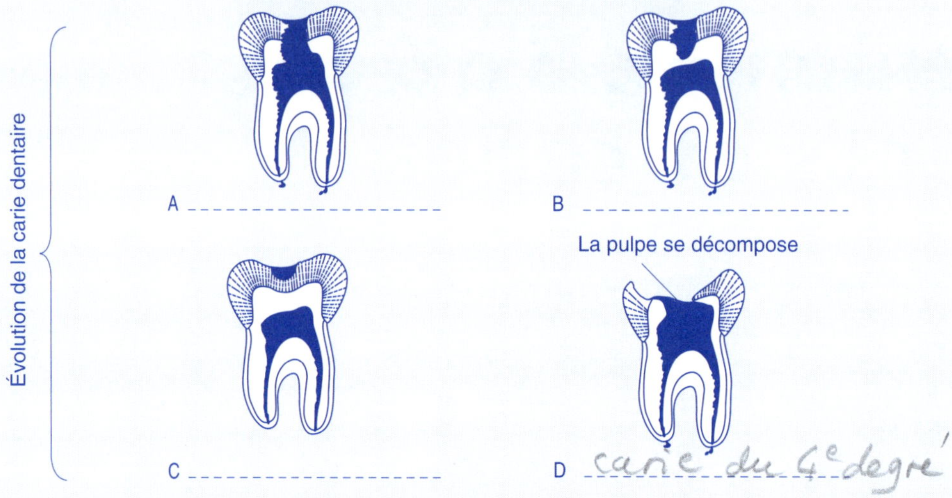

La plaque dentaire

La plaque dentaire est un enduit mou et collant, provenant de la salive et de certains éléments de la nourriture, sur lequel se fixent et se développent des millions de bactéries. Cette plaque dentaire est à l'origine de la carie et du déchaussement des dents.

Le point de départ d'une carie survient toujours sous une plaque dentaire. Il n'y a jamais de carie sans plaque.

La *prévention de la carie*, c'est donc la lutte contre la plaque dentaire.

Comment évolue la carie ?

On peut diviser cette évolution en quatre niveaux.

– Carie de premier degré : tache de l'*émail*, pas de douleur.

– Carie du deuxième degré : atteinte de l'émail et de l'*ivoire*, douleur au chaud, au froid, aux sucres et aux acides.

– Carie du troisième degré : atteinte de la *pulpe*, rage de dents, douleurs aiguës et permanentes.

– Carie du quatrième degré : décomposition de la *pulpe*, risque d'abcès, de kystes... avec atteinte de l'état général. À ce stade, l'extraction de la dent s'impose souvent.

Le contrôle régulier des dents par un chirurgien-dentiste

Il doit être effectué, même en l'absence de signes ou de douleur, deux fois par an, dès l'âge de 2 ans et tout au long de la vie.

Des visites régulières permettent le dépistage précoce des caries et des malpositions.

C'est de la régularité du contrôle et des soins dentaires que dépendent la santé et la longévité de la denture.

On sait que le sucre se transforme en acide avec la salive et de plus, constitue un élément primordial du développement bactérien dans la plaque dentaire.

Il convient donc de lutter contre ces effets par une alimentation limitée en sucre et un brossage des dents après chaque repas avec un dentifrice fluoré. En effet, le fluor est un moyen de prévention efficace et peut être prescrit sous forme de comprimés.

■ EXTRAITS DE *GARDEZ VOTRE BONNE SANTÉ*, DR NADJARI ET DR BALABAUD © HACHETTE LIVRE.

5 La base d'une bonne prévention des caries repose sur 4 points aussi importants les uns que les autres. Retrouvez-les.

Notez-les ci-dessous en spécifiant le principe de chaque type de prévention.

CAS N° 27

Les comportements alimentaires

Objectif

être capable d'adapter son attitude aux exigences et capacités de l'enfant

Mise en situation

baby-sitter, vous gardez des enfants le mercredi. En stage dans une école, vous observez les comportements des enfants et des adultes

1 Retrouvez les sentiments sur lesquels un adulte s'appuie pour obtenir d'un enfant qu'il mange.

a. La maman de Marie se prépare à lui donner à manger.
Elle goûte pour vérifier la température et l'assaisonnement.
Elle dit à Marie : « Regarde les bons haricots ». Marie n'est pas convaincue.
Elle fait la grimace.

....

....

....

b. La maman a rempli la cuillère. Elle dit à Marie : « Regarde, la cuillère, c'est un avion, un tout petit avion. Marie se détourne. Elle ne veut pas manger.

....

....

....

c. « Si tu ne manges pas, le méchant loup va t'emporter ! »
Insiste la maman.

....

....

....

d. Maintenant, la maman de Marie commence à s'énerver. Elle tente d'obliger l'enfant à manger. Elle place la cuillère devant la bouche de Marie et essaie de l'obliger à ouvrir la bouche. Marie résiste. Elle repousse la cuillère et l'assiette et renverse une partie des haricots.

....

....

....

e. « Si tu ne te décides pas à manger, je vais te donner une fessée ». La mère est maintenant très en colère.

....

....

....

f. Marie a reçu une fessée. Elle crie. Sa mère en profite pour placer une cuillère de haricots dans sa bouche. Imaginez la suite.

....

....

....

• Quelle attitude adopteriez-vous spontanément en cas de refus catégorique d'un enfant ?

• Quelle attitude vous semble la meilleure ?

2 Il est 10 h, c'est le moment de la collation : jus de fruit, carré de fromage tartiné.

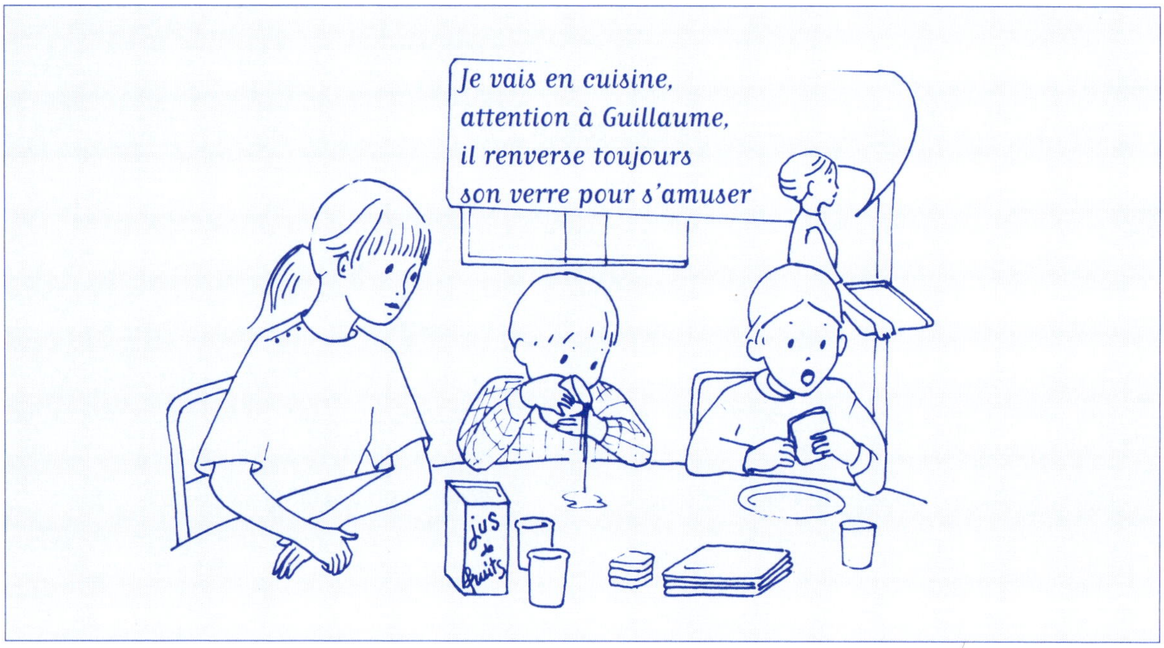

• Parmi les trois réactions suivantes, choisissez celles que vous adopteriez.
J'adopterai la 3e réaction

• Justifiez votre choix.

Vous grondez Guillaume et l'excluez du groupe. De loin vous commencez à dialoguer avec Guillaume qui boude.	Vous ne dites rien. Vous essuyez la table et attendez le retour de l'ATSEM[1].	Vous allez chercher une éponge, demandez à Guillaume d'essuyer la table, et lui expliquez qu'on ne joue pas à table avec les aliments.
☐ OUI ☐ NON	☐ OUI ☒ NON	☒ OUI ☐ NON
Justification :	Justification :	Justification : car manger n'est pas un jeu mais doit rester un plaisir

1. Agent territorial spécialisé des écoles maternelles.

CAS N° 28

Les parasitoses cutanées

Objectif

être capable de repérer les signes de parasitoses et de mettre en œuvre des actions de prévention.

Mise en situation

vous êtes animatrice dans un centre de vacances maternelle. La directrice vous demande d'examiner de plus près certains enfants qui semblent souffrir de démangeaisons.

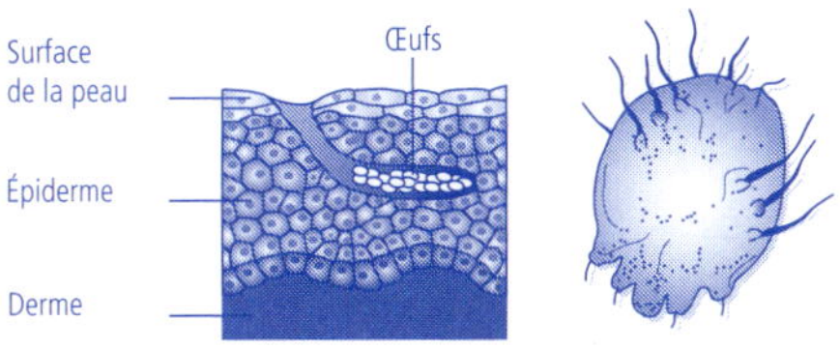

Acare de la gale

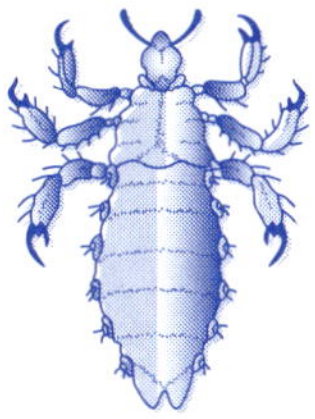

Pou de la tête

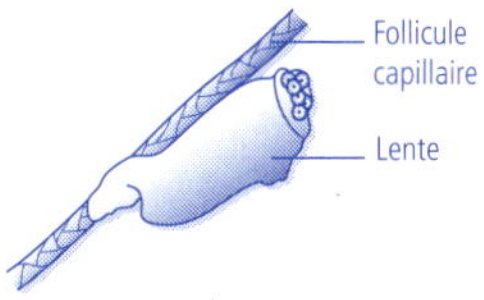

Lente

1 En étudiant les figures ci-dessus, complétez le tableau sur les deux principales parasitoses. cutanées :

Nom de la parasitose	
Nom du parasite	
Localisation du parasite	
Mode de reproduction	

CAS N° 28

2 Lisez le document ci dessous et répondez aux questions suivantes :

• Comment se fait la contamination ?

Elle se transmet par contact, par échange de bonnets, de brosses, peignes.

• Quels signes permettent de dépister ces parasitoses ?

• Comment doit être conduit le traitement dans chaque cas ?

• Quelles mesures doivent être prises concernant l'entourage, le linge et la literie ?

• Sans traitement, quelles complications peuvent survenir ?

aggravation des symptômes car les parasites se multiplient.

Les pédiculoses sont dues aux poux qui se nourrissent du sang de la personne contaminée, ce qui provoque des démangeaisons importantes. Cette affection atteint surtout les enfants au niveau du cuir chevelu et se transmet par contact, par l'échange de bonnets, de brosses, peignes. Les lentes sont visibles près de la racine des cheveux et contrairement aux pellicules, elles ne coulissent pas le long du cheveux. Les poux sont plus difficiles à voir et se déplacent entre les cheveux.

Le sarcopte de la gale (acarien) se transmet par contact direct avec un personne atteinte ou au contact de linge contaminé. La gale entraîne des démangeaisons intenses, surtout la nuit et débute entre les doigt où on peut distinguer de légères traînées roses correspondant aux galeries creusées par le parasite. Puis elle se propagent vers la poitrine, les fesses.

Non traitées, l'aggravation des symptômes est inévitable car les parasites se multiplient. On observe alors des lésions de grattage qui saignent et peuvent être infectées par des staphylocoques. Il est donc conseillé de couper les ongles des enfants.

Le traitement de la pédiculose se fait par des lotions, shampooings qui détruisent poux et lentes, à appliquer en respectant le temps de pose et à renouveler une semaine plus tard. Les lentes doivent être enlevées manuellement pour éviter une nouvelle contamination dans le cas d'une destruction incomplète.

Les lotions contre la gale doivent être appliquées sur tout le corps, après le bain, et être conservées 8 à 12 heures. Il convient donc de faire le traitement avant le coucher. Une ou deux applications sont suffisantes pour éliminer les parasites, mais les démangeaisons peuvent persister.

Pour la pédiculose, le traitement de l'entourage n'est pas nécessaire si l'examen des cheveux est normal pendant plusieurs semaines.

Pour la gale, le traitement de l'entourage est nécessaire même en l'absence de symptômes.

Dans les deux cas, il est indispensable de laver les vêtements et les draps à 60 °C ; le lavage des bonnets, écharpes, taies d'oreiller, peluches, brosses est indispensable pour la pédiculose.

Il est nécessaire de traiter le même jour toutes les personnes contaminées ainsi que le linge et d'avertir l'école ou la collectivité d'enfant afin que des mesures de prévention soient prises.

Les accidents domestiques

Objectif

être capable de repérer les situations de risque d'accident pour l'enfant et proposer des actions de prévention

Mise en situation

vous réalisez une affiche destinée aux parents et indiquant pour chaque pièce du logement, les dangers possibles et les précautions à prendre

1 LE NOURRISSON

Il vient de naître. Vous êtes responsable de sa sécurité et vous allez l'accompagner jusqu'à l'âge adulte.
Ne le laissez jamais seul lorsqu'il est éveillé.

2 ENTRE 3 ET 9 MOIS

L'enfant commence à rouler sur le côté. Surveillez-le pour qu'il ne tombe pas, notamment de la table à langer.
Quelques secondes d'inattention suffisent... Ne le laissez jamais seul.

3 A PARTIR DE 10 MOIS

Il est curieux de tout, il commence à se déplacer et à se saisir d'objets. Soyez vigilant, c'est l'âge où il porte tout à sa bouche.
Attention aux chutes dans l'escalier. A quatre pattes, il va plus vite que vous.

4 ENTRE 12 ET 18 MOIS

Votre enfant commence à marcher. Attention, les petites chutes peuvent être pour lui de grands chocs. C'est à cet âge qu'il va découvrir les limites à ne pas dépasser.

6 A PARTIR DE 2-3 ANS

C'est l'âge de toutes les découvertes, apprenez-lui à identifier les dangers.
Sa curiosité peut lui jouer des tours, redoublez donc de vigilance. Attention aux intoxications et aux noyades.

7 A PARTIR DE 3-4 ANS

L'enfant pose des questions. Saisissez toutes les occasions pour lui montrer et lui expliquer les dangers.

8 A PARTIR DE 4-5 ANS

L'enfant prend des risques sans toujours bien les mesurer.
Il se sent capable de faire beaucoup de choses tout seul. Attention plus particulièrement aux coupures avec les appareils ménagers et les outils de bricolage et de jardinage.

5 A PARTIR DE 18 MOIS

Il vous comprend de mieux en mieux. Apprenez-lui ce qu'il peut faire et ce qui est défendu. Attention à vos propres gestes, c'est l'âge où l'enfant vous imite.

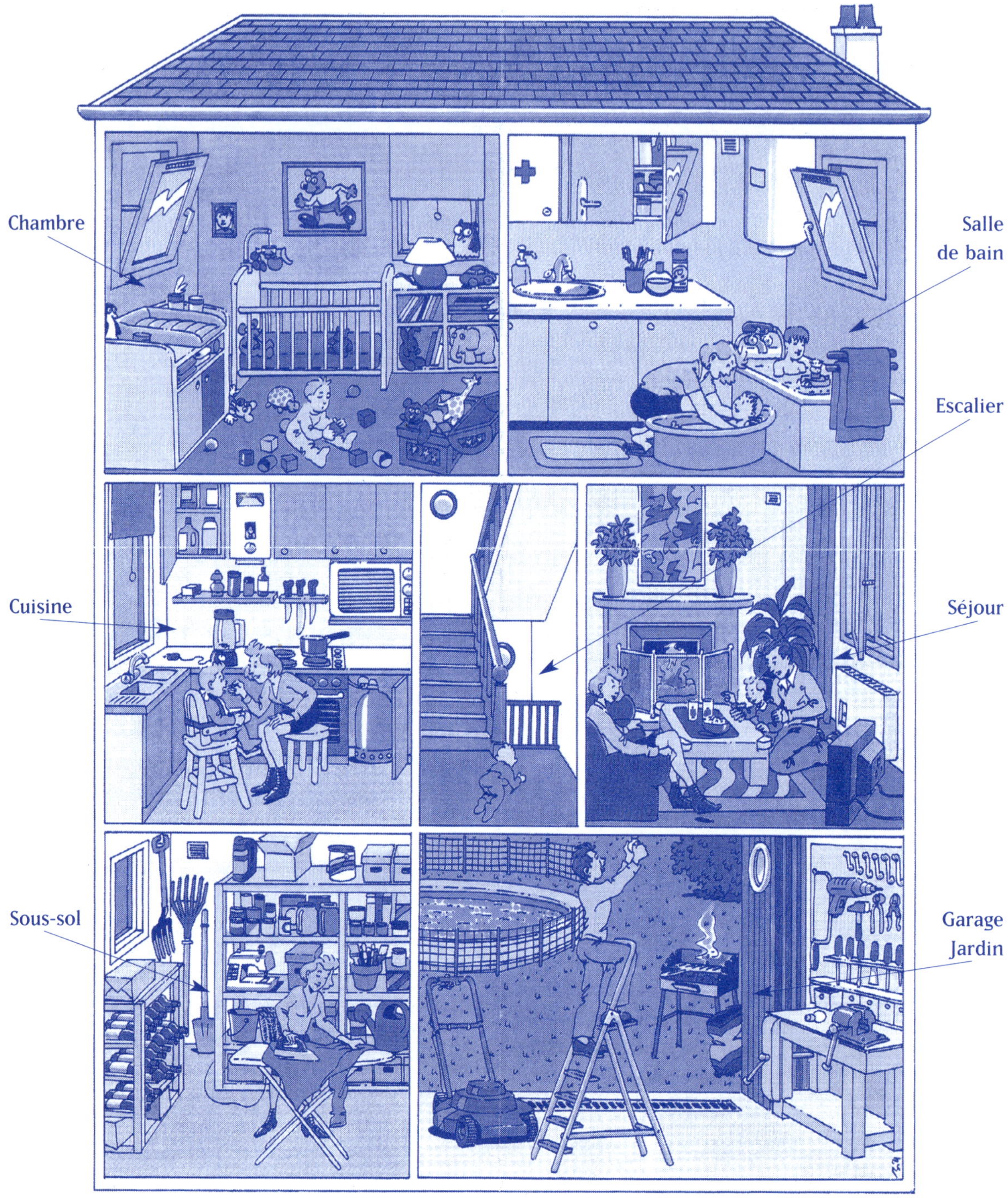

Ministère de la santé. Comité français d'éducation pour la santé © droits réservés.

• En vous aidant de la figure, complétez le tableau ci-après ?

CAS N° 29

PIÈCE	DANGERS	PRÉVENTION
Chambre	fenêtre ouverte	
Salle de bain	fenêtre ouverte trop d'eau ds lab.	
Cuisine	la cafetière est au bord du plan de travail et bébé peut tirer le fil et la faire tomber.	fermer les placards mettre les objets au fond du mur -fermer la porte de la bouteille de gaz
Escalier		
Séjour		
Sous-sol		
Lingerie		
Jardin	barbecue allumé et pas dans un lieu approprié.	
Garage		

Les accidents domestiques

PREMIERS GESTES LORS DES ACCIDENTS

Types d'accidents	Exemples	Premiers gestes à tenir en cas d'urgence
Accidents de la circulation	– Autos – Vélos	– Adopter les mesures d'urgence en fonction de la gravité de l'accident
Brûlures – thermiques	– Eau des casseroles – Potages – Allumettes – Barbecue – Plaques du four – Radiateurs – Fer à repasser	– Vêtements imbibés de liquide chaud : déshabiller la personne – Vêtements en feu : envelopper la personne dans une couverture – Pour les brûlures légères : • immerger le membre dans l'eau froide • recouvrir d'un linge propre et sec – Pour les brûlures graves : • appeler le médecin • recouvrir d'un linge propre et sec
– chimiques	Soude caustique	• Déshabiller la personne • Rincer la brûlure avec de l'eau froide • Appeler le médecin en urgence
– électriques	– Prises de courant – Rallonges	– Pour les électrocutions : • ne jamais toucher directement la personne • couper le courant, sinon : • s'isoler du sol et écarter la personne du courant avec un morceau de bois • respiration artificielle (si besoin) • appeler le médecin en urgence
Blessures – plaies	Chutes	– Laver au savon et à l'eau – Antiseptique + pansement
– coupures	Ciseaux	Idem et vérifier si la vaccination antitétanique est à jour
– morsures	Animaux	Emmener la personne chez le médecin
– piqûres	Insectes	– Vérifier s'il n'y pas de gonflement – Prévenir l'allergie (œdème de Quincke) par un médicament
Intoxication par – produits toxiques	– Produits ménagers (moussant, caustique) – Produits agricoles – Médicaments – Plantes	– Ce qu'il ne faut pas faire : • ne jamais donner de lait à boire • ne jamais faire vomir la personne – Ce qu'il faut faire : • retrouver l'emballage du produit • essayer d'évaluer la quantité ingérée • conserver un échantillon du produit (ou à défaut, les vomissements) • contacter le centre antipoison régional ou le médecin
Chutes	– Escaliers – Fenêtres – Lits	– Ne jamais relever immédiatement la personne – Observer son état de conscience (pleurs ou non, coloration) – Si inconscient, PLS[1], prévenir le médecin et surveiller
Asphyxies par : – introduction de corps étrangers	Petits objets (perles, riz, cacahuètes)	Pratiquer la méthode de Heimlich ou de Mofenson (selon l'âge)
– inhalation de gaz toxique ($CO - CO_2$)	– Émanation de CO d'un chauffe-bain – Butane	– Arrêter l'appareil et ouvrir les fenêtres – Évacuer la victime vers un endroit aéré – Appeler le médecin
– privation d'air ambiant	– Sacs plastiques – Oreillers – Animaux domestiques	En cas d'asphyxie confirmée, il faut : – Appeler le médecin – Mettre en PLS[1] – Faire la respiration artificielle – Faire un massage cardiaque externe

1. PLS : position latérale de sécurité.

CAS N° 30

Sécurité des équipements et des produits

Objectif

être capable d'utiliser des appareils et des produits en respectant les normes et les consignes de sécurité

Mise en situation

lors de votre stage en crèche, vous participez à des tâches d'animation et à des tâches d'entretien. On vous demande de vérifier les conditions d'utilisation de certains appareils et des produits.

1 La crèche a acheté un appareil audio-CD-cassettes et un sèche-cheveux dont voici les étiquettes.

• Audio-cassettes-CD

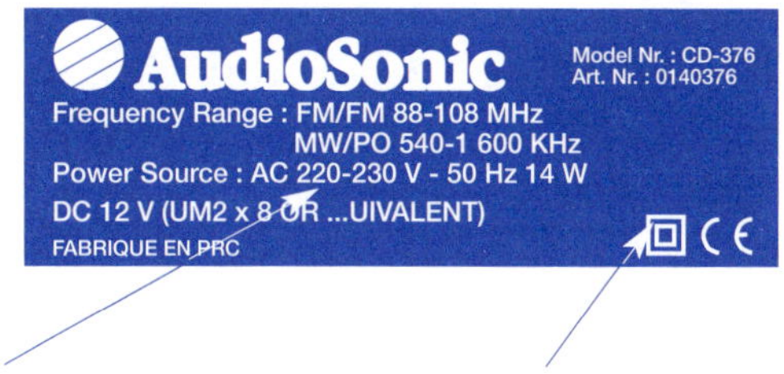

....

classe électrique ....

• Sèche-cheveux

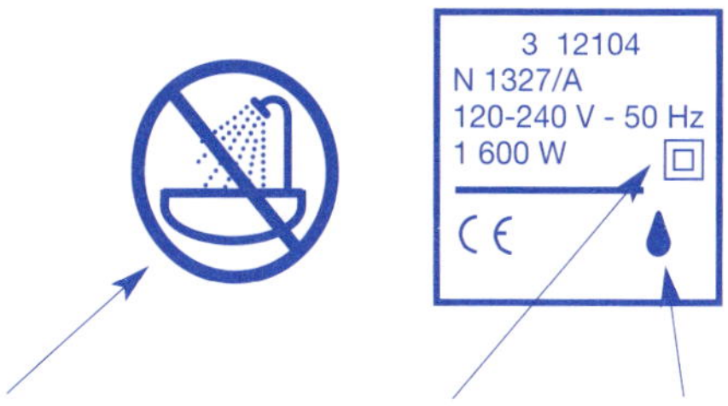

....

classe électrique ....

• Quelle est la signification des indications fléchées ?

• À quelle classe électrique appartiennent-ils ?

• Les bâtiments sont alimentés en courant 220 volts.

– Ces appareils sont-ils adaptés ?

– Quelles précautions faut-il prendre ?

2 Vous voulez installer ces appareils dans la salle de change.

Est-ce possible ? À quelles conditions ?

3 La personne responsable de l'entretien de la crèche fait l'achat de ces deux produits : un déboucheur d'évier et un réparateur de surface émaillée pour le réfrigérateur. Complétez le tableau.

éclamail

Caractéristiques :

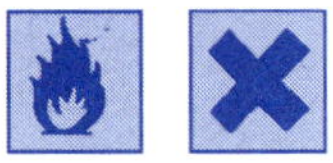

ECLAMAIL masque complètement tout éclat sur une surface émaillée.
Il est particulièrement indiqué dans les cas suivants :
- Sanitaires : éviers, baignoires, chauffe-eau, etc.
- Appareils ménagers : cuisinières, machines à laver, etc.
- Ustensiles divers : marmites, enseignes, etc, et d'une façon générale, partout où l'émail est écaillé.

ECLAMAIL en tube ne craint ni le froid, ni la chaleur, et dure longtemps.

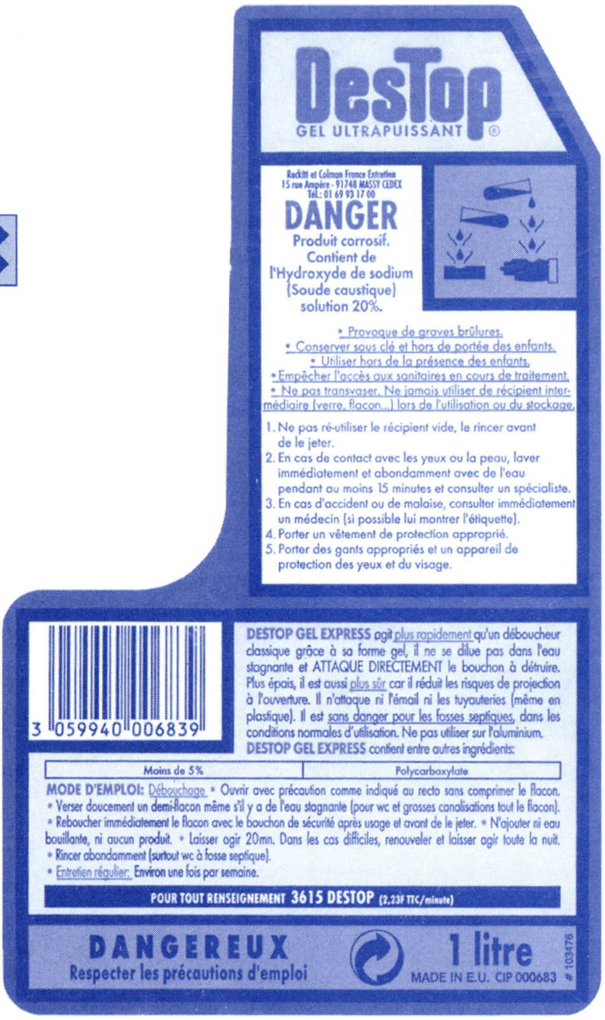

Nom du produit	ECLAMAIL	DESTOP
Utilisation		
Signification des symboles	- inflammable - irritant	
Précautions lors de l'utilisation		

FICHE RESSOURCE

cas n° 30

La sécurité des équipements et des produits

1 Protection des appareils électriques contre l'eau

DESCRIPTION ABRÉGÉE	DÉFINITION	MARQUAGE CEE OU CERTAINES NORMES FRANÇAISES
Protégé contre les chutes verticales de gouttes d'eau	Les gouttes d'eau (tombant verticalement) ne doivent pas avoir d'effets nuisibles	
Protégé contre la pluie	De l'eau tombant en pluie dans une direction faisant avec la verticale un angle inférieur ou égal à 60° ne doit pas avoir d'effets nuisibles	
Protégé contre les projections d'eau	De l'eau projetée de toutes les directions sur l'enveloppe ne doit pas avoir d'effets nuisibles	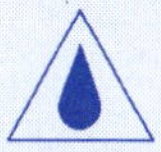
Protégé contre les jets d'eau	De l'eau projetée à l'aide d'une lance de toutes les directions sur l'enveloppe ne doit pas avoir d'effets nuisibles	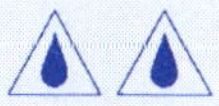
Protégé contre les effets de l'immersion	La pénétration d'eau en quantité nuisible à l'intérieur de l'enveloppe immergée dans l'eau, sous une pression et pendant une durée déterminées, ne doit pas être possible	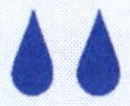

2 Les différents symboles du danger et leur signification

SYMBOLES	PRODUITS	SYMBOLES	PRODUITS
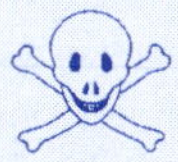	*Toxique* – engrais agricoles – antigel pour voitures – naphtaline (antimites)	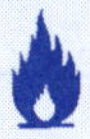	*Inflammable* – *white-spirit* – alcool à brûler
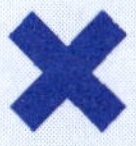	*Irritant/nocif* – produits de lessive – eau de javel – encaustique	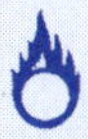	*Comburant* – graisses industrielles – oxygène et azote
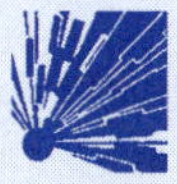	*Explosif* – gaz butane – gaz propane	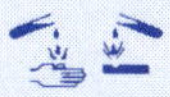	*Corrosif* – acide chlorhydrique – soude caustique, potasse – acide sulfurique, acide nitrique

❸ Application des mesures de protection à la salle d'eau

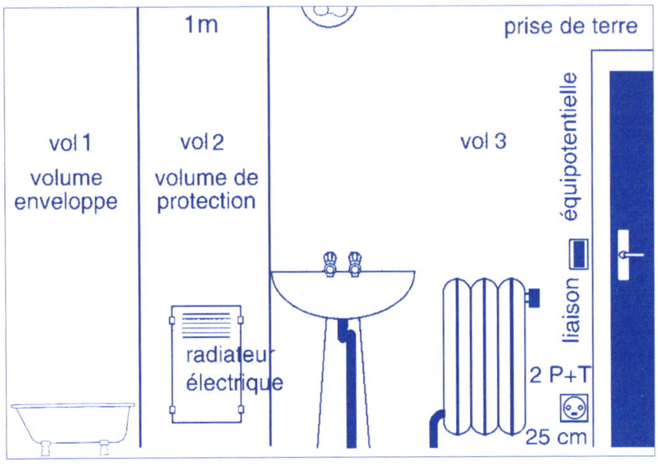

– Vol 0 et 1

- Appareils électriques interdits.

– Vol 2

- Appareils de classe II sans prise de terre protégés contre les projections d'eau

– Vol 3

- Appareils de classe II protégés contre les chutes d'eau
- Appareils de classe I protégés contre les projections ou chute d'eau.

CLASSE	SYMBOLE	EXEMPLE D'APPAREILS DE LA CLASSE	FICHE ÉQUIPANT LE CORDON – Fiche	FICHE ÉQUIPANT LE CORDON – Description	SOCLE
Classe 0	Néant Appareils à isolation principale *Remarque : la classe 0 porte bien son nom ! Elle est tolérée pour les luminaires*	Luminaire	Fiche interdite à la vente 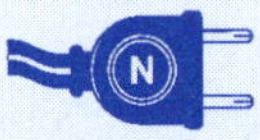	Fiche plate démontable 2 broches fendues non protégées sans serre-câble	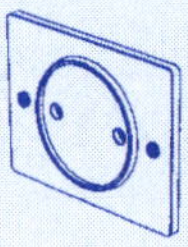
			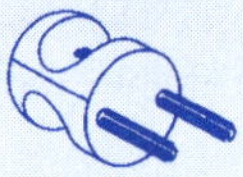 Cordon 2 conducteurs	Ronde ou ovale 2 broches non protégées fendues ou non 6 ampères et 10/16 ampères	
Classe I	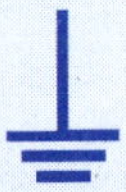 Appareils à isolation principale et dont les parties métalliques accessibles sont reliées à la terre	Gros électroménager	Cordon 3 conducteurs bleu - marron - vert-jaune - (terre) 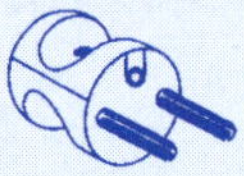	Ronde 2 broches non protégées + terre non fendues Ø4,8 mm Démontable ou non 10/16 ampères	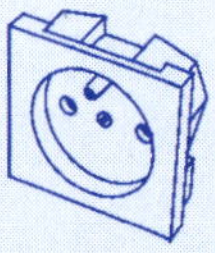
Classe II	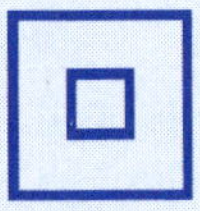 Appareils à double isolation ou à isolation renforcée		Fiche moulée 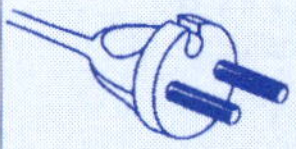	Ronde 2 broches non protégées non fendues Ø4,8 mm Encoche factice pour laisser passer la broche de terre 10/16 ampères	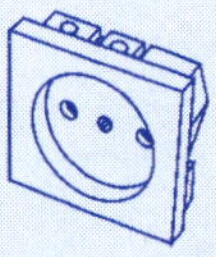
			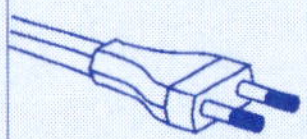 Cordon 2 conducteurs	Plate 2 broches protégées fendues ou non Ø4 mm Démontable ou non (pour 6 ampères) Non démontable (pour 2,5 ampères)	
		Appareils mobiles ou portatifs		Ronde 2 broches non protégées non fendues Ø4 mm Encoche factice pour laisser passer la broche de terre 6 ampères	
Classe III	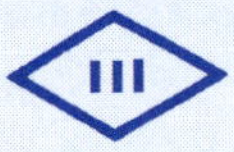	Appareils industriels			

CAS N° 31

Les maladies infantiles

Objectifs

— être capable de définir les principales maladies contagieuses de l'enfant

— être capable de participer à la prévention de la contagion

Mise en situation

vous travaillez dans un centre de loisirs primaires, vous remarquez qu'un enfant présente des rougeurs sur le visage accompagnées d'une fièvre. Vous prévenez le directeur

1 Les rougeurs cutanées peuvent avoir une apparence différente.

Reliez le schéma à sa définition.

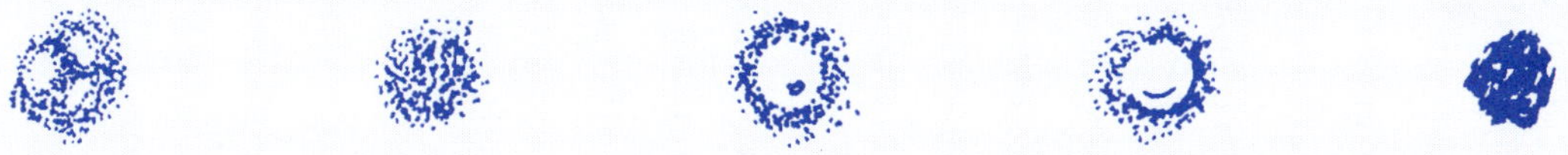

Macules — Papules — Vésicules — Pustules — Croûtes

Petits sacs remplis d'un liquide clair. — Taches rosées avec intervalles de peau saine. — Petits boutons rouges s'effaçant à la pression. — Cicatrisation d'une vésicule ou d'une pustule. — Vésicules remplies de liquide purulent.

2 Les maladies infantiles sont classées en deux catégories. Complétez le tableau en répartissant les maladies indiquées : coqueluche — rougeole — scarlatine — oreillons — rubéole — varicelle — otite — angine — bronchiolite.

	MALADIES ÉRUPTIVES	MALADIES NON ÉRUPTIVES
DÉFINITION		
MALADIES	rougeole - scarlatine rubéole - varicelle	angine - bronchiolite otite - oreillons coqueluche

3 Une maman vous prévient que son enfant à la rougeole.

Vous rédigez une affiche pour prévenir les familles et leur donnez des conseils de prévention (sur feuille séparée).

4 Quel est l'objectif de l'isolement et de l'éviction scolaire ?

car si la maladie est contagieuse, l'isolement et l'éviction scolaire sont primordiaux pour que d'autres enfants

5 Complétez les schémas et donnez un titre au tableau.

maladies infantiles

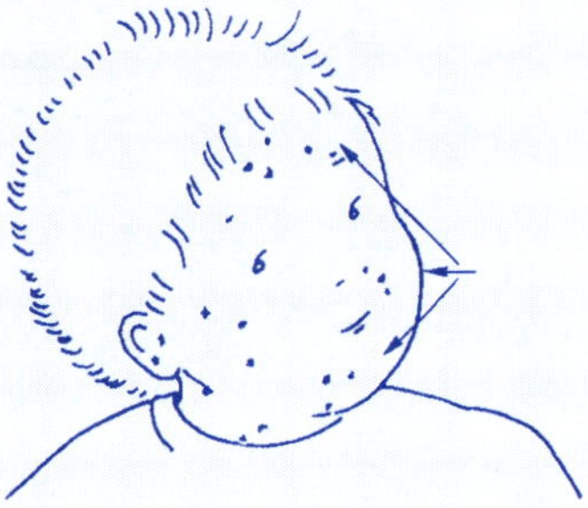 La rougeole	• germe : • voie de contamination : • caractéristiques de l'éruption cutanée : • complications possibles :
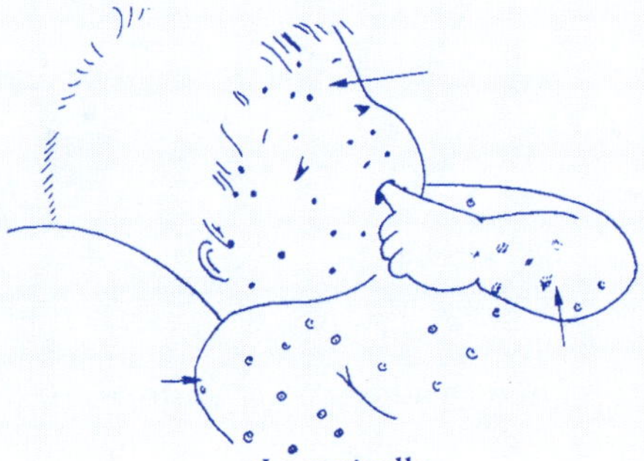 La varicelle	• germe : virus • voie de contamination : transmission par contact direct • caractéristiques de l'éruption cutanée : • complications possibles :
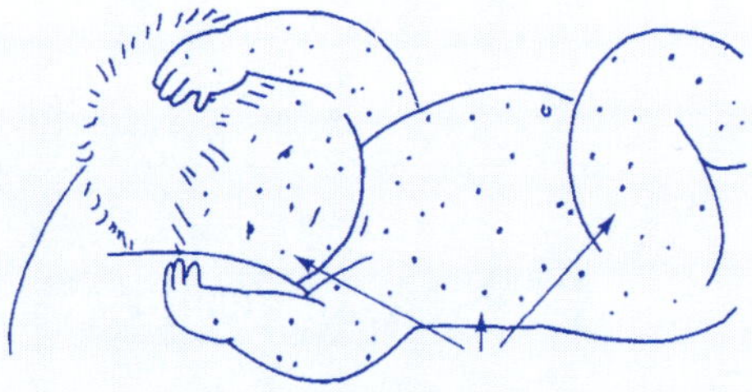 La rubéole	• germe : • voie de contamination : respiratoire, digestive ou cutanée • caractéristiques de l'éruption cutanée : • complications possibles :
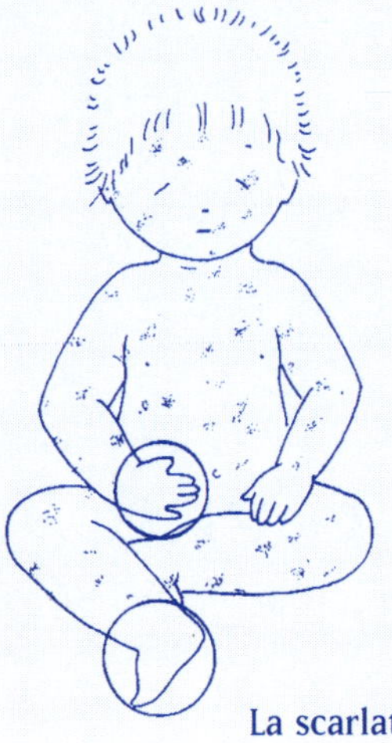 La scarlatine	• germe : • voie de contamination : • caractéristiques de l'éruption cutanée : • complications possibles :

Les maladies éruptives contagieuses

CAS N° 31

Maladies	Causes	Incubation	Invasion	État	Évolution	Traitement	Rôle du professionnel de santé
Roséole (exanthème subit)	– Virus – Transmission par contact direct – Voie respiratoire	10 jours (environ)	3-4 jours – Fièvre : 39-40 °C, puis chute brutale	– Éruption cutanée sur tout le corps (surtout au visage) • Macules rosées	– Favorable (maladie bénigne) – Complications : • Convulsions	– Symptomatique : • Antipyrétiques	– Surveiller la T° et la faire baisser par des moyens physiques et médicamenteux (antipyrétiques)
Rubéole	– Virus – Transmission par contact direct – Voie respiratoire ou transplacentaire	15 jours (environ)	1 à 2 jours – Fièvre 38 °C – Rhume – Ganglions au cou sensibles	– Éruption cutanée sur tout le corps • Macules rouges – Fièvre modérée	– Favorable (en 4 à 5 jours)	– Symptomatique – Préventif : surtout chez la femme enceinte (car risque d'atteinte fœtale) • Vaccin	– Sensibiliser à la vaccination des petites filles – Prévenir les femmes enceintes des cas de rubéole à la crèche – faire baisser la fièvre
Rougeole	– Virus – Transmission par contact direct – Voie respiratoire ou transplacentaire	10 jours (environ)	3 à 4 jours : – Fièvre 39 °C – Yeux larmoyants – Petits points blancs à l'intérieur des joues (Koplick) – Rhume – Troubles digestifs (diarrhée)	– Éruption cutanée (face → tronc → membres) • Macules rouges – Visage bouffi – Yeux larmoyants – Fièvre modérée	– Favorable (en 5 jours) – Complications neurologiques : • Convulsions • Méningite • Encéphalite	– Symptomatique et préventif : • Vaccin • Gammaglobulines (si contacts)	– Repos au lit – Lumière tamisée (yeux) – Air humidifié (toux) – Surveiller la t° et la faire baisser – Vêtements légers
Scarlatine	– Streptocoque – Transmission par contact direct – Voie respiratoire, digestive, ou cutanée	3 à 4 jours	1 jour : début brutal – Fièvre 39-40 °C – Angine rouge – Vomissements	– Éruption cutanée (cou → membres → corps) • Plaques rouges diffuses et rugueuses sans intervalles de peau saine – Fièvre – Angine rouge avec langue caractéristique (blanche puis rouge, puis râpeuse)	– Favorable : desquamation de la peau vers le 15e jour – Complications : • Rénales • Articulaires	– Symptomatique et préventif : • antibiotiques pour l'enfant et tout l'entourage	– Repos – Soigner l'angine – Surveiller la t° et la faire baisser – Surveiller urines (albumine) en vue de complications – Mettre vêtements doux et légers
Varicelle	– Virus – Transmission par contact direct par voie cutanée ou transplacentaire	15 jours (environ)	1 jour : silencieuse	– Éruption cutanée évoluant par poussées successives et caractérisée par 3 phrases : • Macules • Vésicules • Croûtes – Prurit – Fièvre légère	– Favorable (en 10 jours environ) – Complications rares : • Surinfection par grattage (pustules) • Cicatrices indélébiles	– Symptomatique • Antipyrétiques • Antiprurigineux • Antiseptiques cutanés – Préventif : • Gammaglobulines spécifiques chez enfants à risque	– Empêcher l'enfant de se gratter : • Mettre des moufles • Couper les ongles – Désinfecter et assécher les lésions (*Éosine*) – Appliquer des lotions calmantes

6 Les maladies infectieuses

Bronchiolite et coqueluche sont deux maladies infectieuses courantes chez l'enfant. Complétez le tableau suivant en vous aidant des textes.

La bronchiolite

La bronchiolite est une infection respiratoire aiguë des bronchioles causée par un virus. On observe une inflammation et un œdème qui rétrécit le calibre des bronchioles, ce qui explique le sifflement respiratoire de l'enfant. Parfois apparaissent des signes de « lutte » : creux entre les cotes à l'inspiration, battement des ailes du nez, respiration très rapide.

Cette infection atteint le plus souvent l'enfant de moins de 2 ans. Elle est grave chez le nourrisson (3 à 6 mois). Elle est plus fréquente en automne et en hiver. Très contagieuse, elle se transmet de nourrisson à nourrisson ce qui explique sa grande fréquence dans les crèches. Le tabagisme des adultes est un facteur aggravant.

La maladie dure environ une semaine avec disparition progressive de la toux. Les formes graves peuvent nécessiter une assistance respiratoire. La bronchiolite peut se compliquer d'otite, de pneumonie et favorise la survenue d'asthme.

Le traitement est constitué de kinésithérapie respiratoire pour désencombrer les bronches, d'anti-inflammatoires et parfois d'antibiotiques.

La coqueluche

C'est une maladie aigüe et contagieuse qui touche les poumons. Elle est causée par une bactérie : le bacille de Bordet-Gengou, contenue dans les minuscules gouttes d'eau expirées par une personne contaminée.

La maladie commence par une toux qui devient sèche et quinteuse. Cette toux est caractéristique avec des secousses rapides lors de l'expiration et une reprise de l'inspiration longue et bruyante appelée « chant du coq ».

Les quintes peuvent être très fréquentes (15 à 30/jour), elles durent 4 à 6 semaines et peuvent s'accompagner de vomissements et de sueurs. Le traitement se fait par antibiotiques. La maladie peut être dramatique chez l'enfant de moins de 2 ans et nécessiter une hospitalisation.

La prévention de la coqueluche est la vaccination qui s'effectue en 3 injections à 2, 3, 4 ans.

	BRONCHIOLITE	COQUELUCHE
MALADIE	infectieuse	
GERME EN CAUSE	-virus	
MODE DE CONTAMINATION		
CARACTÉRISTIQUES DE LA TOUX		
COMPLICATIONS		
FACTEURS AGGRAVANTS		
TRAITEMENT		
PRÉVENTION		

CAS N° 32

La fièvre et ses complications

Objectif

être capable de repérer un enfant malade et de répondre à ses besoins

Mise en situation

vous travaillez dans une école maternelle, au moment de la sieste vous constatez qu'un enfant est fiévreux. L'institutrice vous demande de rester auprès de l'enfant et assurer les soins de base, en attendant que ses parents viennent le chercher

C'est la sieste. Émilie, 3 ans et demi, est déjà allongée sur son lit. En vous approchant d'elle pour la couvrir, vous remarquez qu'elle est rouge, ses cheveux sont mouillés de sueur. Elle refuse la couverture et pleure doucement en se frottant l'oreille droite.

Le thermomètre frontal indique 38,5 °C.

1 Quels sont les signes évocateurs de la fièvre ?

Elle est rouge, ses cheveux sont mouillés

Elle pleure en se

2 Quelle peut en être la cause chez Émilie ?

Une otite

3 Quelles sont les deux principales complications de la fièvre ? Comment les prévenir ?

–

–

4 Quelle est la signification de la fièvre ?

5 Indiquez les moyens que l'on peut utiliser pour faire baisser la fièvre et les précautions à prendre.

MOYENS	PRÉCAUTIONS

6 La fièvre et ses complications

Si l'enfant semble avoir trop chaud, s'il est rouge, vomit, s'il a la diarrhée, tousse, pleure ou grogne plus que de coutume, mange peu ou pas, il faut avoir le réflexe température.

Les vertus du bain

La température habituelle du corps est de 37 °C. Si l'enfant a entre 37°5 et 38°, pas de panique ! Vérifiez que la pièce où il se trouve n'est pas surchauffée ou qu'il n'est pas trop couvert. Mettez-le en tee-shirt, rafraîchissez-lui la nuque avec un linge humide et faites-lui boire de l'eau fraîche en petite quantité.

Si la température dépasse les 38 °C, il faut reproduire exactement les mêmes gestes, appeler le médecin, et ne pas hésiter à lui donner, en plus, un bain tiède en évitant de le plonger brusquement dans la baignoire. La température de l'eau doit être inférieure de 2° à celle de l'enfant. On la contrôle très facilement en mettant son coude dans l'eau ; si la température est agréable et modérée, tout est parfait. Le bain doit être court, 5 minutes environ, mais si l'enfant a des frissons, il faut le sortir de l'eau immédiatement et bien le sécher.

Les anti-fièvre

La fièvre, quelle que soit sa cause, peut entraîner des complications : convulsions et déshydratation aiguë. Il est donc important d'essayer de la faire baisser avec un médicament. Mais pas question d'administrer n'importe quoi. Il faut donner ce que le médecin a déjà prescrit à titre préventif. Le médicament doit être administré toutes les 4 ou 6 heures et il est important de respecter des intervalles réguliers entre chaque prise, même la nuit. Oui, il ne faut pas hésiter à réveiller le petit quand il est fébrile et le faire boire.

Il existe deux familles de produits : le paracétamol et l'aspirine. On trouve ces médicaments en comprimés, en sachets ou en suppositoires avec des dosages correspondant à l'âge de l'enfant (dosage nourrisson, jeune enfant, enfant). Ces dosages sont importants car ils tiennent compte du poids de l'enfant. En tout état de cause, ne pas dépasser 50 mg/kg par 24 heures. Généralement, un seul médicament est donné. Toutefois, certains médecins prescrivent en alternance paracétamol et aspirine.

Si malgré ces traitements, la température persiste ou augmente et si l'enfant semble mal en point, appelez votre médecin. S'il est injoignable, le mieux est d'emmener l'enfant aux urgences pédiatriques de l'hôpital le plus proche. Avant de partir, on a tout intérêt à lui redonner un bain et à le faire boire.

Comment prendre la température ?

La température se prend deux à trois fois par jour et de préférence avant de faire avaler un médicament. Le thermomètre rectal est le plus fiable. Pour des raisons pratiques, certains utilisent le thermomètre à application frontale. Enfin, si l'on utilise un modèle axillaire à glisser sous le bras, il faut ajouter 5 dixièmes à la température affichée.

■ CONSEILS RECUEILLIS PAR C. WEISINGER AUPRÈS DU DR LEROUX ET DE MME JAIGU DE LA PMI DU VAL-DE-MARNE. *VIE DE FAMILLE*, CAF ESSONNE.

7 Chercher et traiter la cause

Les causes les plus courantes d'accès de fièvre chez l'enfant sont :

- les maladies d'origine ORL (otite, rhinopharyngite, angine, sinusite...) ;
- les infections pulmonaires ;
- les infections urinaires ;
- les affections virales ;
- les vaccinations.

La fièvre n'est qu'un symptôme. Il est indispensable de la supprimer pour le bien-être de l'enfant. Mais sans oublier pour autant de traiter la cause, sinon on peut donner rendez-vous très rapidement au prochain accès de fièvre.

CAS N° 33

Les thermomètres

Objectif

être capable de choisir un matériel adapté en fonction de la situation ; être capable de l'entretenir

Mise en situation

vous être animatrice dans un centre ce vacance maternelle ; vous avez plusieurs thermomètres à votre disposition

1 Complétez les figures et les tableaux.

NOM : thermomètre sans mercure	**NOM :** thermomètre digital
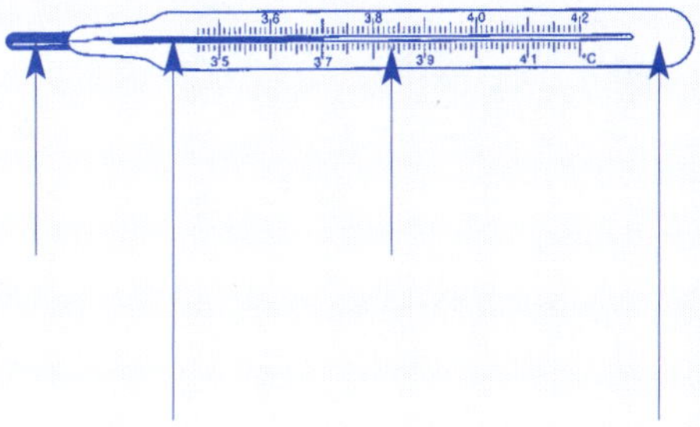	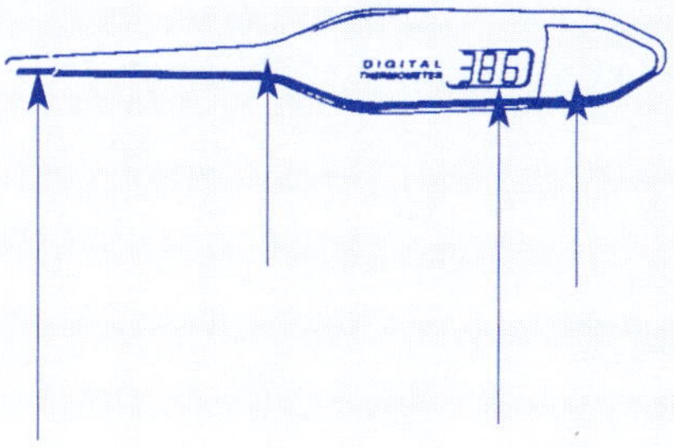
Avantages	Avantages
Inconvénients	Inconvénients
Précautions d'utilisation et d'entretien	Précautions d'utilisation et d'entretien

2 Quel matériel a été retiré de la vente en 1997 et pour quelle raison ?

thermomètre avec mercure

3 Complétez les figures et les tableaux

NOM : thermomètre auriculaire	NOM : thermomètre frontal
embout ① affichage température ② 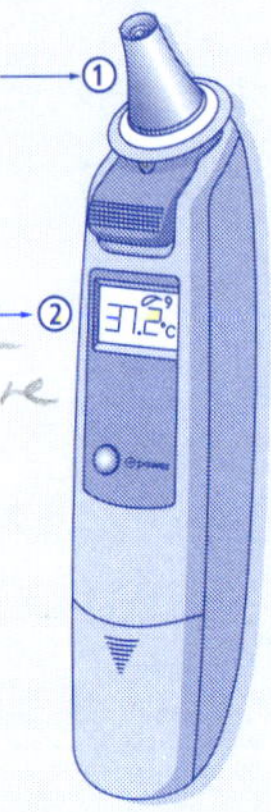	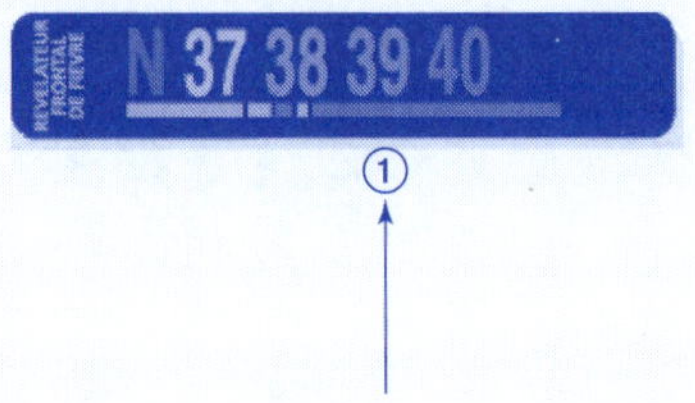
Avantages	**Avantages**
Inconvénients	**Inconvénients**
Précautions d'utilisation et d'entretien	**Précautions d'utilisation et d'entretien**

4 Vous partez 2 jours en excursion. Vous préparez la trousse de secours ; quel thermomètre emporterez-vous ? Pourquoi ?

Les thermomètres

• **Thermomètre sans mercure** conforme à la législation 1997
Échelle bicolore, colonne bleue pour une bonne lisibilité. Mesure les températures de 36 °C, 42 °C, contrôlé S.M. Sous étui de protection rigide. Thermomètre en verre, gradué en 1/10 de degré centigrade ; très fragile, le tenir éloigné des sources de chaleur ; le laver à l'eau froide savonneuse ; le désinfecter à l'alcool à 70°.

• **Thermomètre digital**
Avec alarme annonçant la fin de la prise de température. Bouton marche/arrêt. Affichage à cristaux liquides. Thermomètre en plastique, résistant, incassable ; fonctionne avec une pile, ne doit pas être mis dans l'eau ; nettoyage avec un coton imbibé d'alcool à 70°.

Le thermomètre frontal
Il est en matière plastique noire et dispose d'une échelle de graduation de degré en degré, du bleu (température normale) au rouge (fièvre). La graduation est assez peu précise mais permet de repérer rapidement un enfant fiévreux en l'appliquant sur le front, ce qui évite de le déshabiller.
L'entretien se fait par lavage à l'eau et au savon suivi éventuellement d'une désinfection à l'alcool.

Le thermomètre auriculaire
On glisse l'embout dans l'oreille, sans aller jusqu'au tympan ; l'appareil capte les infrarouges émis par le tympan ; la température du corps s'affiche en quelques secondes. Après chaque prise de température, le protège-embout stérile doit être changé.
L'appareil est nettoyé avec un coton imbibé d'alcool et ne doit jamais être mis dans l'eau.

CAS N° 34

L'enfant à l'hôpital

Objectif

être capable de présenter les contraintes liées à l'hospitalisation d'un enfant et les moyens permettant de les limiter

Mise en situation

vous travaillez dans un service de pédiatrie. Aujourd'hui, c'est un enfant de 5 ans qui entre pour une courte hospitalisation

Julien 5 ans, est hospitalisé 2 jours pour une intervention bénigne à la main droite. Sa maman lui a apporté son ours favori, les photos de ses frère et sœur et lui a promis de rester la nuit auprès de lui. À son arrivée, le médecin et l'infirmière lui ont expliqué ce qui allait se passer.

Pendant l'intervention, les parents ont attendu, inquiets, dans la salle de repos. Ensuite, papa est resté avec Julien pendant que maman retournait quelques heures à la maison; Hadrien 7 ans et Margot 10 ans commençaient à trouver le temps long et avaient besoin d'aide pour leurs devoirs.

Pendant la nuit, Julien a pleuré car il avait mal; sa maman l'a consolé et appelé l'infirmière.

Le matin, il a grogné lorsque le médecin est arrivé: « tu es méchant! je veux m'en aller et je veux voir mes copains ». À midi il a refusé de manger: « j'ai mal et l'autre main, elle sait pas tenir la cuillère ». Sa maman l'a aidé.

L'après-midi, Hadrien a téléphoné en larmes: « je veux voir Julien, et puis je suis tout seul, et puis... Julien, il est mort?? » Sa maman l'a rassuré et lui a passé son frère au téléphone.

Le soir, Julien avait retrouvé sa bonne humeur, son appétit et a même joué à « ni oui ni non » avec le médecin.

« Tu pourras sortir demain matin » lui annonce ce dernier.

1 Quelles perturbations l'hospitalisation de Julien entraîne-t-elle:

• pour lui-même :

• pour sa famille :

2 Relevez les éléments qui permettent à Julien de mieux supporter son hospitalisation.

3 Quels autres moyens peuvent être mis en œuvre pour améliorer le séjour à l'hôpital de l'enfant et sa famille?

4 Ces dessins illustrent les événements de la vie d'un enfant à l'hôpital.

– Que représentent-ils (complétez les pointillés), commentez rapidement.

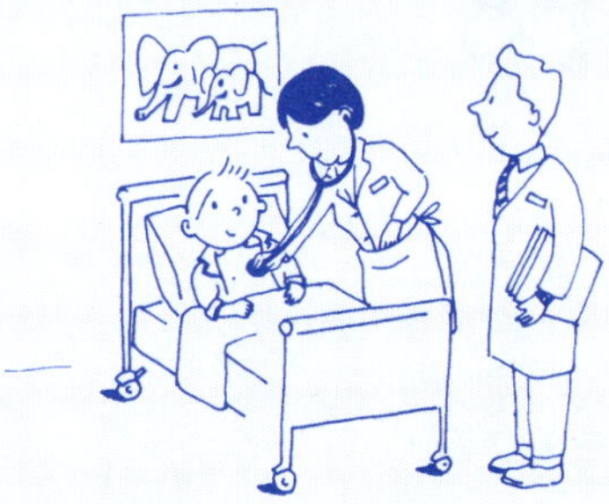

• ....

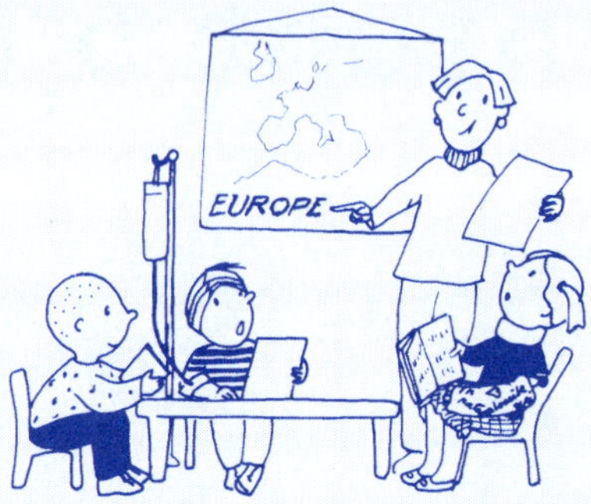

• ....

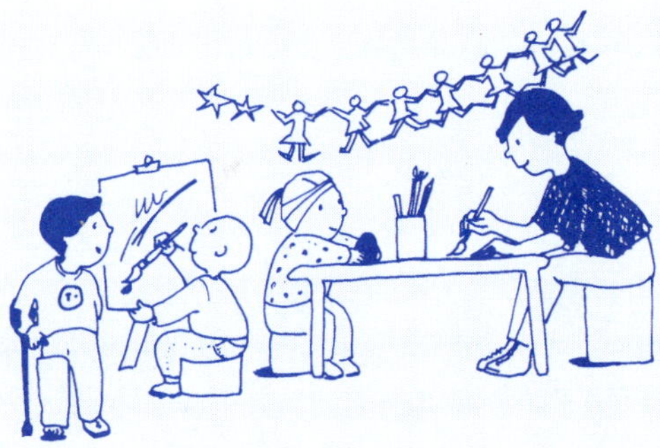

• ....

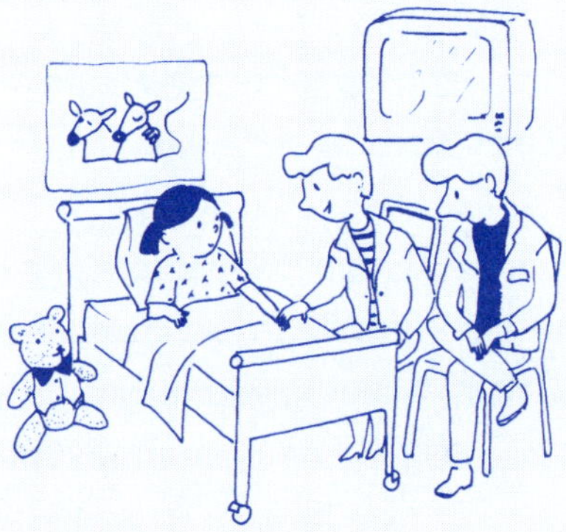

• ....

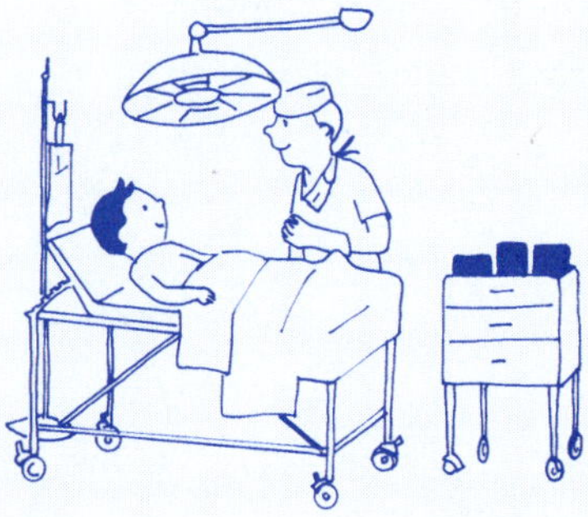

• ....

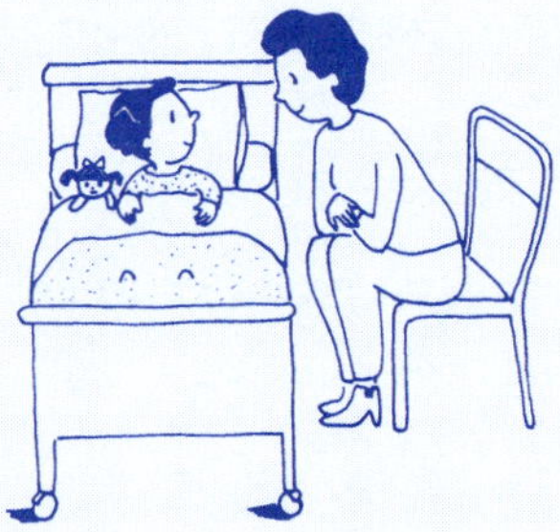

• ....

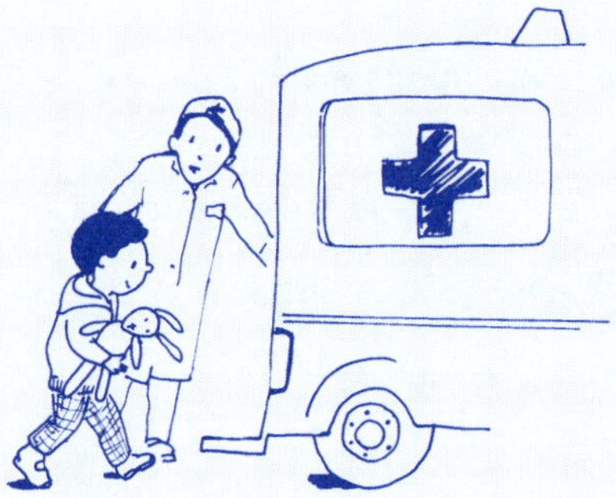

• ....

– Quel est l'intérêt de donner un tel document à l'enfant ?

5 Définissez les termes suivants :

– hospitalisation de jour :

– hospitalisation à domicile :

En quoi ces deux alternatives à l'hospitalisation classique peuvent-elles être bénéfiques aux enfants ?

6 Dans les situations suivantes, indiquez si l'hospitalisation à domicile ou de jour est possible ; justifiez votre réponse.

SITUATION	HOSPITALISATION À DOMICILE	HÔPITAL DE JOUR	HOSPITALISATION CLASSIQUE
Abel doit faire une dialyse pour épurer son sang 2 fois par semaine.			
Loïc (7 ans) attend une greffe de moelle et doit être placé en chambre stérile.			
Amira (8 ans) est diabétique, une infirmière vient lui faire ses injections et surveiller son taux de sucre.			
Serge (10 ans) est suivi pour des crises d'asthme à répétition.			
Anna (6 ans) doit être opérée de l'appendicite.			
Louis (5 ans), est atteint de mucoviscidose et il doit faire de la kiné respiratoire tous les jours.			

FICHE RESSOURCE cas n° 34

L'enfant à l'hôpital

1 L'enfant malade et l'hospitalisation

Lors d'une hospitalisation, le jeune enfant (en particulier en dessous de 3-4 ans) éprouve des peurs fondamentales :
– *peur de l'inconnu :* il ressent l'hôpital comme un monde froid, hostile, étranger ;
– *peur de perdre ses parents :* il ressent l'absence de sa mère comme un abandon.
Trop jeune pour être raisonné, il comprend seulement que ses parents ne répondent plus à ses appels.
Dans le but de réduire les effets néfastes de l'hospitalisation de l'enfant, une circulaire du ministère de la Santé[1] recommande au personnel de santé de :

Favoriser l'hospitalisation « de jour » ou « à domicile »
Chaque fois que le traitement le permet, il est recommandé de ne pas hospitaliser l'enfant.

Préparer l'enfant et les parents à l'hospitalisation
Le jour de la décision de l'hospitalisation, il est recommandé :
– d'expliquer à l'enfant le motif de l'hospitalisation, sa durée approximative, la nature des soins (même le jeune nourrisson a besoin d'entendre des paroles sécurisantes) ;
– d'informer les parents sur le déroulement de l'hospitalisation (par exemple en leur remettant une brochure regroupant quelques conseils)[2] ;
– d'aider l'enfant à comprendre son hospitalisation en lui remettant un livre à colorier le familiarisant avec le monde inconnu de l'hôpital[3] ;
– de lui montrer un espace d'activités motrices et une salle de classe pour les 6 à 12 ans.

Favoriser l'accueil à l'hôpital
Lors de l'accueil de l'enfant et de ses parents, certains principes à adopter :
– réduire les formalités administratives ;
– autoriser :
• les parents à rester auprès de l'enfant jusqu'au soir,
• l'enfant à garder son « doudou » et ses vêtements personnels[4].

Améliorer les conditions de séjour à l'hôpital
– encourager l'hospitalisation conjointe (parents-enfant) ;
– améliorer les conditions du séjour hospitalier en proposant des activités diverses à l'enfant.

Création de la « Maison de l'enfant » (1 à 13 ans)
C'est un espace entièrement réservé à l'enfant hors de la structure des soins. Les locaux comprennent :
– une salle de jeux pour les petits ;
– une terrasse avec jeux d'extérieur ;
– un atelier d'activités manuelles.

1. Circulaire du ministère de la Santé n° 83.24 du 1er août 1983 (relative à l'hospitalisation des enfants).
2. Fascicule *Votre enfant à l'hôpital*, édité par le ministère de la Santé.
3. Fascicule *Mon carnet d'hôpital*, édité par Astrapi-Assistance publique.
4. Circulaire du ministère de la Santé.

2 Conseils aux parents lors de l'hospitalisation de l'enfant

Un enfant malade a besoin de ses parents et il s'adaptera d'autant mieux à l'hôpital que ceux-ci auront eu les gestes et les mots adaptés à la situation.
1) Prévenez votre enfant : expliquez-lui pourquoi il va à l'hôpital, qu'il reviendra à la maison. Soyez calme et confiant, il le sentira.
2) Préparez le départ à l'hôpital : faites sa valise avec lui, n'oubliez pas ses objets familiers, son ours (ou autre jouet préféré), un petit réveil, un petit poste de radio.
3) Restez auprès de l'enfant jusqu'à l'heure du coucher.
Ne dites pas : que vous partez pour quelques minutes. Dites-lui la vérité. S'il est petit, laissez-lui votre foulard.
4) Indiquez à l'auxiliaire de puériculture les habitudes de votre enfant (repas, sommeil...), ses goûts.
5) La présence d'un des parents auprès de l'enfant l'aide à guérir. Si elles ne peuvent être permanentes, les **visites** doivent être fréquentes.
Si l'enfant pleure au moment du départ, cela ne doit pas dissuader les parents de venir le voir.
6) Expliquez à l'enfant les soins qu'on lui fait, répondez à ses questions sur sa maladie clairement et simplement. C'est important pour lui. Les mots rassurent l'enfant, le non-dit ou le mensonge sont des facteurs d'angoisse.
7) Présentez à l'enfant :
– sa chambre,
– ses copains de chambre,
– faites-lui connaître la salle de jeux,
– gardez le contact avec son école, ses amis,
– faites-lui téléphoner.
(Tous ces liens sécurisent l'enfant.)
8) Préparez le retour à la maison :
– parlez-lui de la vie familiale,
– associez-le à vos projets,
– gardez-lui ses affaires personnelles,
– ne donnez pas son lit à un frère ou une sœur.
(À son retour, il doit se retrouver « chez lui ».)

CAS N° 35

L'animation en centre de loisirs

Objectif

être capable de proposer des activités adaptées à l'évolution du graphisme de l'enfant

Mise en situation

vous travaillez en centre de loisirs maternels, vous devez organiser un atelier de peinture pour un groupe d'enfants de 3 à 6 ans.

Vous choisissez un thème collectif que vous adaptez pour chaque tranche d'âge

exemple : panneau décor sur le thème : paysage d'hiver

3 enfants de 3-4 ans — 2 enfants 4-5 ans — 3 enfants : 5-6 ans

1 À partir de la maquette proposée, complétez le tableau de répartition des activités, selon le modèle proposé, sur une feuille séparée.

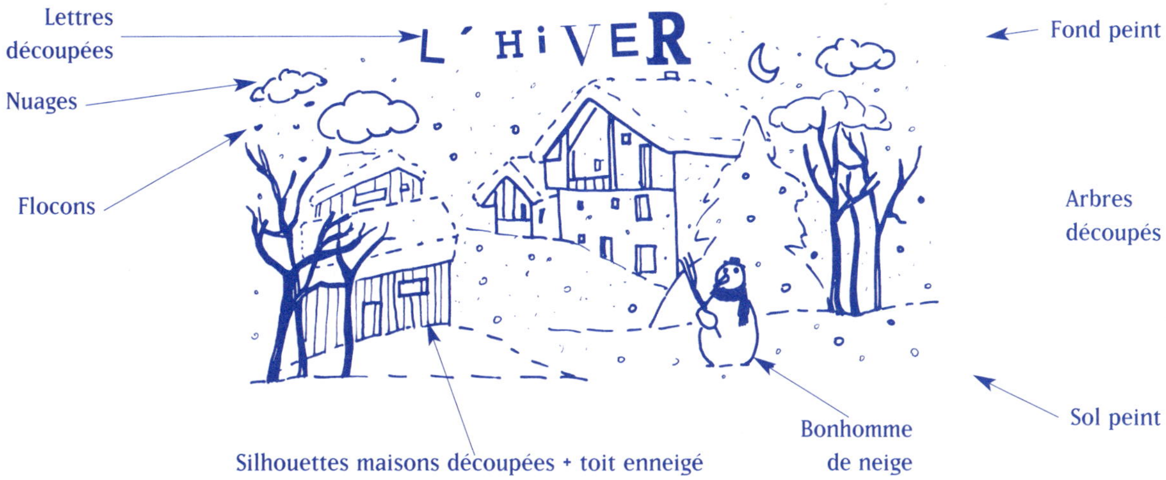

Matériel disponible :
- peinture, pinceaux, éponge,
- papier Canson, papier crépon (couleur + blanc),
- ciseaux, crayons, feutres,
- coton, gommettes,
- rouleau de papier kraft,
- panneau de liège + punaises.

ACTIVITÉS	MATÉRIEL	NOMBRE D'ENFANT - ÂGE	CAPACITÉS DE L'ENFANT

2 Quelles précautions prendrez-vous concernant :

– l'installation des enfants ?

– la sécurité ?

L'animation en centre de loisirs

GRAPHOMOTRICITÉ (3/4 ANS)

1. Parvient à l'aide du doigt ou d'une éponge, à étaler de la peinture sur un vaste support en effectuant des mouvements circulaires, des tapotements, des traînées.

2. Est capable, sur une grande piste graphique, de réaliser à l'aide d'un gros pinceau ou d'un rouleau des traits colorés qui se juxtaposent, horizontalement ou verticalement.

3. Est capable de déchirer, froisser et coller divers matériaux.

4. Utilise de plus en plus la même main (droite ou gauche) pour tenir l'instrument scripteur, et est capable de tenir celui-ci entre le pouce et l'index avec appui contre le majeur.

5. Parvient de façon approximative, à dessiner un rond plus ou moins concentrique.

6. Commence à représenter des arabesques et des sinusoïdes.

GRAPHOMOTRICITÉ (4/5 ANS)

1. Parvient en utilisant la main qui paraît dominante, à découper une feuille en suivant une ligne droite.

2. Tient convenablement l'outil scripteur : entre le pouce et l'index et reposant sur le majeur, le buste face à la table, le dos droit, en état de relâchement musculaire.

3. Est capable de représenter approximativement une maison ou un animal.

4. Sait dessiner le bonhomme complet, les quatre membres en épaisseur.

5. Est en train de prendre de l'assurance dans le tracé de traits et de trajectoires orientés de la gauche vers la droite sur une piste graphique.

6. Sait écrire son prénom.

ÉCRITURE (5/6 ANS)

1. A définitivement choisi la main droite ou gauche et tient bien l'outil scripteur, entre le pouce et l'index tout en reposant sur le majeur.

2. Réalise convenablement les exercices graphiques proposés.

3. Sait écrire quelques lettres en respectant le sens conventionnel de l'écriture cursive.

4. Parvient à recopier des mots simples sur un support sans ligne.

5. Sait écrire une courte phrase offrant une lisibilité aisée, sur une feuille sans ligne.

6. Respecte de mieux en mieux l'horizontalité de l'écriture en écrivant le long d'une ligne.

7. Commence à écrire de façon liée entre deux lignes parallèles, espacées d'un centimètre environ.

■ DROITS RÉSERVÉS.

CAS N° 36

Le jeu

Objectif

être capable de proposer des jeux et jouets adaptés à l'âge et aux capacités de l'enfant

Mise en situation

vous travaillez en centre de loisirs maternels, on vous demande de participer à l'élaboration d'une liste de jeux et jouets qui remplaceront ceux existants trop usagés

I Pour chaque tranche d'âge, vous proposez aux enfants un jeu de chaque catégorie et vous justifiez votre choix.

CAPACITÉS DE L'ENFANT	JEUX PROPOSÉS - JUSTIFICATIONS
Trois et quatre ans CE QUE L'ENFANT FAIT – L'enfant de cet âge est très actif, il grimpe, court, transporte toutes sortes de choses, semble inépuisable. Lorsqu'il est maladroit, il s'en rend compte et en est malheureux. – Il devient plus réaliste et commence à mieux percevoir le monde extérieur tel qu'il est. – Le langage évolue rapidement, son vocabulaire s'élargit et se nuance de jour en jour. Il est plus habile à structurer ses phrases. Il adore parler, raconter des histoires et s'en faire raconter. – Il manifeste une grande capacité à imaginer et à inventer. – C'est l'âge du « pourquoi » : une question n'attend pas l'autre. – Il a encore beaucoup de difficultés à trouver sa place dans un jeu collectif, à s'astreindre à une règle commune.	• jeu moteur : • jeu symbolique : • jeu de construction : • jeu scientifique : • jeu sensoriel : • jeu de groupe :
Cinq et six ans CE QUE L'ENFANT FAIT – L'enfant de cet âge est plus attentif, plus habile à observer des détails (surtout des ressemblances). – Sa mémoire se développe de façon prodigieuse, il peut emmagasiner beaucoup de nouvelles informations. – Il a beaucoup de plaisir à exercer ses capacités de mémorisation dans des jeux adaptés à son âge. – Il est plus capable de jouer avec d'autres et de respecter des règles simples. – Il s'adapte mieux à la réalité, sait quand il « fait semblant » et quand c'est « pour de vrai ».	• jeu moteur : • jeu symbolique : • jeu de construction : • jeu scientifique : • jeu sensoriel : • jeu de groupe :

FICHE RESSOURCE cas n° 36

Jeux... et besoins

I

Jeux moteurs

S'isoler
• Construction de cabanes

Bouger
• escalade
• tunnel
• vélo
• jeux avec cerceaux
• ballons

Manipuler
• perles, laçages, fermetures, transvaser, verser

S'affronter
• jeux de poursuite
• combat avec foulard au dos
• parcours

Rencontrer d'autres enfants
• rondes

Jeux symboliques

Imiter
• dînette

Décharger son agressivité
• coiffeuse
• poupées
• déguisement
• se maquiller
• marionnettes

Imaginer
• histoires, contes
• petites figurines, monstres,

Jeux construction et assemblage

Mémoriser
• memory
• jeux d'intrus
• puzzles
• jeux de tris

Se servir d'outils
• meccano

Assembler
• jeux gigogne
• circuits
• Lego

Jeux scientifiques

Comparer
• jeux des aimants
• jeux de pesée
• jeux de transvasement
• jeux de chimie

Dénombrer
• suivre un itinéraire

Explorer
• labyrinthes, damiers, marelle

Se familiariser avec la technologie moderne
• jouets téléguidés
• *Bigstrack* (véhicule programmable)
• jeux vidéo avec déplacement dans l'espace de l'écran, jeux musicaux

Jeux sensoriels

Toucher – Modeler
• pâte à modeler
• argile
• *Kim* du toucher
• jeux d'eau... avec sable

Laisser une trace
• peinture aux doigts, éponge, pochoir, pinceaux, pomme de terre...
• collage de différents matériaux
• dessiner, gribouiller

Sentir
• *Kim* des odeurs
• parcours à odeur

Voir
• jeux de *memory*, loto
• *Kim* des objets

Goûter
• *Kim* des goûts

Écouter
• reconnaître bruits familiers ou percussions

Jeux de groupe

Coopérer
• rondes
• jeux d'écureuil
• la sorcière paralyse
• les écureuils
• les chaises tournantes

■ Dossier familial, *Carnet petite enfance*, UFCV.

Jeu sensoriel : l'enfant touche, sent, goûte, regarde, écoute, notamment dans des coins aménagés à cet effet.
Jeu moteur : le besoin de bouger est essentiel chez les 4-6 ans. Exploiter son besoin de courir, marcher, ramper, grimper, manipuler (vider, transvaser, visser, tirer...), lancer, porter, se tenir en équilibre, imiter, s'exprimer avec son corps...
Jeu symbolique : à tous les moments, l'enfant se met en scène en jouant à la dînette, à la poupée, au garage. Un bâton deviendra fusil, canne, brosse...
Jeu construction et assemblage : l'enfant mémorise, reconnaît, assemble des puzzles, construit...
Jeu scientifique : pour expérimenter, agir sur des phénomènes.
Jeu de groupe : on coopère, on se complète en vue d'un même but.

■ Dossier familial, *Carnet petite enfance*, UFCV.

CAS N° 37

Les ATSEM

Objectif

être capable de définir les fonctions et les limites de compétences des ATSEM

Mise en situation

le maire de votre commune prévoit de recruter des ATSEM pour les écoles maternelles. Une de vos amies désire se présenter; vous lui expliquez les rôles et les obligations liés à l'emploi

1. Que signifient les lettres : ATSEM ?
2. Complétez le tableau.

CARACTÉRISTIQUES DE L'EMPLOI	EXPLICATIONS
Recrutement/diplôme	
Horaires de travail	
Congés annuels	
Autorités de tutelle	
Fonctions	
Lieux d'exercice	

3. Quelles qualités sont demandées aux ATSEM ? Pourquoi ?

4 Josiane est ATSEM dans une classe de petits (2,5 ans-4 ans). Le matin à 8 h 20, elle accueille les enfants, les aide à mettre leurs vêtements au portemanteau, les installe dans la classe et console ceux qui pleurent au départ des parents.
À 9 h, l'institutrice organise une collation et fixe un rôle à chaque enfant. 4 enfants vont chercher le lait et le pain à la cuisine avec Josiane qui les aide ensuite à faire les tartines.
À 10 h, Josiane acccompagne la classe pour une activité piscine. Elle aide au déshabillage, s'assure que les enfants n'égarent pas leurs vêtements et passent bien à la douche. À la fin de la séance, elle aide à ranger correctement les maillots mouillés et à sécher les cheveux.
Au retour, elle amène les enfants aux toilettes, leur fait laver les mains puis les dirige vers la cantine où elle les installe et sert le repas.
Pendant la sieste, elle assure l'entretien des toilettes et vérifie l'approvisionnement en papier et savon.
L'après-midi, l'institutrice a prévu une activité peinture. Elle donne les consignes aux enfants et confie à Josiane la distribution du matériel.
Pendant la récréation, Josiane nettoie les tables et les pinceaux, range la classe, s'occupe d'un enfant qui s'est cogné le front et d'un autre qui veut aller aux toilettes mais ne peut défaire les boutons de sa salopette.
À 16 h, Josiane prépare le goûter pour les enfants de la garderie périscolaire puis s'en va.
Sa collègue Martine, arrivée plus tard dans la matinée, restera jusqu'à 19 h pour finir le nettoyage et le rangement avant la fermeture des locaux.

Retrouvez les différentes fonctions de l'ATSEM auprès des enfants et dans le fonctionnement de l'école.

• Quel est son rôle auprès des enfants ?

• Quel est son rôle dans l'école ?

5 Dans les diverses activités des enfants, définissez les tâches que Josiane peut prendre en charge et celles qui ne sont pas de ses compétences. Justifiez votre réponse.

ACTIVITÉS	TÂCHES RELEVANT DE L'ATSEM	TÂCHES HORS COMPÉTENCES
Collation		
Piscine		
Repas		
Sieste		
Peinture		
Récréation		

6 Commentez la phrase : « assister ne veut pas dire remplacer » appliquée à la fonction d'ATSEM dans l'école maternelle.

FICHE RESSOURCE cas n° 36

Les ATSEM

Le décret du 28 août 1992 crée « les Agents Territoriaux Spécialisés des Écoles Maternelles », les ATSEM, cadres d'emplois de catégorie C qui comprend deux grades.
Les ATSEM doivent désormais être titulaires du CAP « Petite Enfance ».

STATUT, RECRUTEMENT, CARRIÈRE

Les ATSEM étant des personnels territoriaux, sont régis essentiellement par le code des Communes :
Article R 412-127 : « *Toute classe maternelle doit bénéficier des services d'un agent communal occupant l'emploi d'agent territorial spécialisé des écoles maternelles et des classes enfantines.*
« Cet agent est nommé par le maire après avis du directeur ou de la directrice.
Son traitement est exclusivement à la charge de la commune.
Pendant son service dans les locaux scolaires, il est placé sous l'autorité du directeur ou de la directrice. »
Article 2 : « *Les agents spécialisés des écoles maternelles sont chargées de l'assistance au personnel enseignant pour la réception, l'animation et l'hygiène des très jeunes enfants ainsi que de la préparation et la mise en état de propreté des locaux et du matériel servant directement à ces enfants. Les agents spécialisés des écoles maternelles participent à la communauté éducative.* »

AUTORITÉS DE TUTELLE, TÂCHES ET HORAIRES

Les obligations de service des ATSEM sont définies conjointement par le maire et le directeur d'école.
Pour un emploi à plein-temps, l'ATSEM doit à la commune 39 heures de travail par semaine et bénéficie de 25 jours de congés annuels à prendre obligatoirement pendant les vacances scolaires. Rappelons que les ATSEM ne bénéficient pas des congés scolaires.
« *Rien ne s'oppose à ce que les collectivités locales les affectent pendant les vacances scolaires dans d'autres locaux que les écoles maternelles, à condition qu'ils accueillent des enfants* ».

En dehors des heures scolaires, elles sont placées sous l'autorité du maire. Ayant la responsabilité de la propreté de l'école, elles sont désignées pour en faire le ménage, que ce soit le ménage quotidien hors de la présence des enfants (balayage, entretien du mobilier, des sanitaires, etc.) ou le « gros ménage » (murs, vitres, etc.).

PENDANT LES HEURES SCOLAIRES

Le maître est l'unique responsable de l'activité sur le fond et la forme : l'ATSEM intervient conformément à ses directives.

Il faut se garder d'un glissement statutaire des fonctions : il ne peut y avoir substitution entre l'enseignant et l'ATSEM. Celle-ci ne peut ni seconder ni suppléer l'enseignant dans l'organisation pédagogique des séquences éducatives.

Elle ne peut avoir aucune responsabilité de surveillance. Par contre, elle assiste le personnel enseignant en :
- prodiguant des soins corporels aux enfants ;
- veillant à la propreté des locaux et du matériel scolaire ;
- aidant à la préparation du matériel éducatif.

Le directeur d'école peut également faire appel à leur collaboration lors des sorties.
Dans ce cas, les ATSEM sont placées sous l'autorité du/ou des enseignants.

Outre l'assistance technique dans le domaine matériel que les ATSEM apportent aux enseignants, il convient d'insister sur leur mission d'assistance éducative. Au contact quotidien des enfants, elles veillent sur leur hygiène corporelle et vestimentaire, elles aident les enseignants dans l'accueil et l'animation. On voit là les qualités qui leur sont demandées : être propres et soignées, patientes, avoir un langage et une attitude corrects, faire preuve de discrétion dans leurs relations avec les parents (c'est l'enseignant qui doit régler les problèmes qui peuvent survenir).

Les ATSEM ont un rôle essentiel au sein de l'école, puisqu'elles constituent elles aussi des modèles pour les enfants qui leur sont confiés.

■ ***SAU* N° *88*, JUIN 1997.**

3e PARTIE

L'enfant de 6 à 12 ans

CAS

CAS N° 38

L'enfant et la télévision

Objectif

être capable de sélectionner des émissions de télévision adaptées à l'âge et aux intérêts de l'enfant

Mise en situation

vous travaillez en centre de loisirs primaires, vous préparez avec votre groupe d'enfants un panneau présentant les programmes jeunesse des différentes chaînes, afin de les sensibiliser sur l'intérêt ou non de ces émissions

1 À partir d'une grille de programmes de télévision, repérez à quelle heure débutent les émissions pour les jeunes. Quelle est leur durée ? Leur contenu ? :

en semaine :

le mercredi :

2 À quel public s'adresse la programmation des dessins animés le matin ? Que pensez vous des horaires ?

3 Dans une grille de programmes, quelles émissions conseilleriez-vous à des enfants de 8 à 10 ans ?

4 Quel devrait être le rôle des adultes face à l'enfant et la télévision ?

5 Bien que très critiquée, quel intérêt la télévision peut-elle avoir dans le développement intellectuel et social des jeunes ? Citez 3 exemples.

–

–

–

6 Il est 6 h 50 ce mercredi matin.

Adrien, 8 ans, et Julie, 13 ans, disent au revoir à leurs parents qui partent travailler.

Adrien n'a pas classe et s'installe devant la télévision. Julie part au collège à 7 h 30.

Les deux enfants déjeunent ensemble à 12 h 30 en regardant *Le juste prix.*

Juste après le repas, Adrien ne veut pas rater *M6 Kid.* À 17 h 30, sa sœur réclame le droit de regarder « ses feuilletons ».

Quand leur mère rentre à 18 h, ils sont en pleine dispute, puis finissent par se mettre d'accord pour regarder leur jeu *le Bigdil.*

Au moment de se mettre à table, Adrien se rend tout à coup compte qu'il n'a pas fini d'apprendre ses leçons et Julie doit encore faire une recherche sur Molière.

Leur mère est furieuse. « Non seulement vous n'êtes pas sortis de l'après-midi, mais vous n'avez pas fait votre travail et vous allez vous coucher tard. Je ne veux plus de ça, il va falloir réorganiser le mercredi ».

• Que pensez-vous de la journée d'Adrien ?

• Quels sont les inconvénients d'une trop grande consommation de télévision ?

• Que conseilleriez-vous pour réorganiser le mercredi dans cette famille ?

CAS N° 39

La santé scolaire

Objectif

être capable de présenter le rôle des principaux intervenants dans le domaine de la santé scolaire

Mise en situation

vous travaillez en grande section dans une école maternelle. Les enfants sont convoqués à la visite médicale de la sixième année. Vous renseignez à leur demande, certains parents, sur l'intérêt de ce bilan

I **Le bilan de santé de la 6e année**. Il s'adresse aux enfants de 5 à 6 ans, en classe de grande section de maternelle. Il permet de dépister les pathologies éventuelles pouvant gêner la scolarité future des enfants. Chaque écolier est vu par le médecin scolaire 15 à 30 minutes, en général en présence de l'un des parents, ou, du moins, avec une fiche informative résumant le carnet de santé.

Lors de cette visite, le médecin scolaire pèse et mesure l'enfant. Il procède à un examen du rachis, des organes génitaux, de la peau, etc. Le praticien peut également être amené à donner aux parents des conseils sur le sommeil ou l'alimentation de leur enfant, par exemple.

Que se passe-til en cas de détection de pathologie ? La médecine scolaire est une médecine de prévention, le médecin ne peut donc traiter l'enfant. En revanche, il informe les parents du problème détecté et les oriente vers un médecin du secteur libéral. Malheureusement, peu de médecins scolaires sont informés, en retour, du suivi de l'enfant. Dommage ! car ces derniers pourraient donner des conseils pour mieux aider les enfants, si nécessaire.

Sur le total des établissements scolaires, le bilan de la sixième année est effectué à 92 %.

En maternelle et primaire, les infirmières participent au bilan de santé de la sixième année. Elles accueillent parents et enfants, créant ainsi un lien pour les relations futures.

Ce sont également elles qui réalisent les examens biométrique et sensoriels, et retranscrivent les résultats sur le dossier scolaire.

■ *Santé Magazine* N° 237, sept. 1995.

• Quel document l'élève doit apporter lors de la visite médicale scolaire ? Pourquoi ?

• Quels sont les examens médicaux pratiqués ? Dans quel but ?

EXAMENS MÉDICAUX	OBJECTIFS

2 Le bilan d'orientation. Il est effectué en classe de 3e. Ce bilan est particulièrement important pour les élèves qui s'orientent vers des sections professionnelles. Il permet au médecin de dépister d'éventuelles contre-indications médicales. Dans les lycées d'enseignement professionnel, pour tout travail sur des machines dites « dangereuses », une autorisation délivrée par le médecin scolaire est obligatoire.

Cette visite a également un aspect éducatif. Elle permet, par exemple, à l'adolescent, de s'informer sur certains sujets le préoccupant (sida, contraception, tabagisme, etc.) qu'il n'ose aborder en famille.

En dehors de ces deux visites médicales obligatoires, chaque année, 900 000 élèves sont examinés à la demande de la famille, de l'infirmière ou de l'équipe éducative. Ces examens font souvent suite à un problème de comportement.

Les médecins scolaires peuvent aussi vérifier les dispenses d'enseignement physique et sportif quand celles-ci paraissent quelque peu douteuses…

Le médecin scolaire ne vaccine pas les enfants. Cependant, il y a toujours des exceptions. La survenue d'un ou de plusieurs cas de méningite dans un établissement scolaire peut conduire le médecin à pratiquer une vaccination gratuite et collective après accord des parents.

Depuis 1994, à titre exceptionnel, les élèves des classes de 6e ont été vaccinés contre l'hépatite B.

L'infirmière a un grand rôle d'écoute par rapport aux adolescents. On compte environ 10 millions de passages à l'infirmerie par an ! Nombreux sont les adolescents qui viennent à l'infirmerie chercher un réconfort, une aide, un soutien, plus qu'un soin. En fait, beaucoup de « petits bobos » cachent un besoin de parler.

Mais le travail des médecins et infirmières ne s'arrête pas là. Ils sont auprès des chefs d'établissements et du corps enseignant de véritables conseillers de promotion de la santé[1] en faveur des élèves.

■ *SANTÉ MAGAZINE*
N° 237, SEPT. 1995

1 Rédaction d'un ouvrage, « L'hygiène », dans les écoles primaires, de cassettes vidéo destinées à la lutte contre la drogue et la toxicomanie, à l'information sur le sida et à la prévention du suicide chez les adolescents.

• Médecins et infirmières scolaires interviennent de différentes manières dans la santé de l'adolescent. Complétez le tableau en vous aidant des éléments du texte.

INTERVENTION DANS LA SANTÉ SCOLAIRE	ACTION, EXEMPLE D'INTERVENTION
Orientation	
Prévention	
Dépistage	
Éducation	
Soutien	

CAS N° 40

Les activités sportives

Objectif

être capable de proposer des activités sportives adaptées à l'âge et aux capacités de l'enfant

Mise en situation

la mairie propose aux enfants des centres de loisirs primaires de la ville, de bénéficier le mercredi matin d'activités sportives diverses enseignées par des animateurs sportifs. Vous devez dans votre centre de loisirs répartir les enfants par groupes, en fonction de leur âge, de leurs capacités et de leur intérêt par rapport aux sports proposés

1 Complétez le tableau en présentant une liste de sports (4 individuels et 4 collectifs), les capacités développées chez l'enfant et l'âge auquel vous le conseilleriez. Indiquez par des couleurs différentes les sports individuels et les sports collectifs.

SPORTS	CAPACITÉS DÉVELOPPÉES	ÂGES CONSEILLÉS

Enseignements adaptés à chaque âge

Entre 2 et 5 ans, c'est le baby-sport, éveil corporel et sportif, qui donne au petit la possibilité d'exprimer sa motricité de base. Performances et précision du geste ne sont pas de mise : un enfant n'en est pas capable avant 5 ans.

6-7 ans, l'âge des premières initiations, on entreprend d'affiner le schéma corporel : l'enfant met en place les bases de son équilibre physique. On joue ensemble, on respecte les règles.

À partir de 8 ans, l'apprentissage des techniques peut commencer, l'enfant y est prêt, physiquement et psychologiquement. De l'initiation tout en douceur, il s'achemine lentement vers le perfectionnement, puis la compétition.

Tenir compte de sa personnalité

Le maladroit : basket ou volley, deux sports d'équipe par excellence qui l'aideront à développer adresse, coordination et vivacité.

L'indolent : la natation lui donnera le goût de l'effort, le vélo respectera son rythme. La marche également est valorisante, même chez l'enfant peu résistant.

Le timide : le basket, sport d'équipe non brutal, facilitera les relations avec les autres enfants. Le foot, plus « remuant », peut aussi être un atout, ne serait-ce que pour les passions qu'il engendre (on parle partout des matchs, des grands joueurs, etc.). Le judo, lui, donne de l'assurance aux timorés. Mais les plus inhibés préféreront le karaté, qui implique moins de contacts physiques.

L'agressif : les arts martiaux, la boxe, le tennis, canaliseront son énergie, et lui apprendront la maîtrise de soi ainsi que le respect des autres. Des sports de concentration, comme le tir à l'arc ou encore le golf, peuvent utilement venir en complément.

■ © SOPHIE ZIANI. *TOP FAMILLE* N° 11, SEPT. 1997.

2 Relevez les éléments qui permettent de dire que le sport est indispensable à la **santé**, au développement **physique** et à l'équilibre **psychologique** des enfants.

• Effets sur la santé :

• Effets sur le développement physique :

• Effets sur l'équilibre psychologique :

3 À partir de quel âge peut-on demander aux enfants un apprentissage technique ? Justifiez votre réponse.

4 Situations concrètes

• David, 13 ans, fait partie d'une équipe de natation. Il a toujours aimé l'eau, se donne sans compter aux entraînements où il retrouve ses copains et se passionne pour les compétitions 3 fois/semaine, et pendant 2 h, il fait des longueurs de bassin avec une persévérance qui étonne sa mère – « dommage qu'il fasse moins d'effort au collège et qu'il y gagne moins de médailles ! ». Il est vrai qu'au retour de ses entraînements, David est épuisé ; il s'endort à table et se traîne jusqu'à son lit. Les professeurs ont remarqué une baisse sensible des résultats scolaires.

– Quelles sont les motivations de David pour ce sport ?

– Quels sont les inconvénients et les dangers de son entraînement ?

• L'entraîneur du club de foot a interdit aux plus jeunes joueurs (– de 15 ans) de fréquenter la salle de musculation qui est normalement à la disposition des sportifs.

– Pourquoi cette interdiction ?

– Quels peuvent être les dangers d'un effort excessif chez l'enfant ?

5 Montrez comment l'entraînement précoce et intensif de futurs champions peut mettre en péril leur croissance et leur puberté.

Les activités sportives

1 Les quatre règles du petit sportif heureux

« L'organisme de l'enfant est fragile parce qu'en constante évolution physique. Avant 6 ans, il grandit de 6 cm par an, de 12 à partir de la puberté ! explique le Dr Binder, pédiatre à Paris. De plus, ses capacités à mobiliser son énergie diffèrent de celles de l'adulte : il peut poursuivre un effort prolongé, mais pas intense. »
Avant l'inscription à quelque discipline que ce soit, le feu vert d'un médecin est indispensable. Toutefois peu de sports présentent des contre-indications majeures, à condition de respecter les quatre règles essentielles du « petit sportif heureux ».

• **Bien choisir la discipline.** L'enfant n'est qu'une mosaïque de cartilages de croissance sur lesquels se fixent les tendons. Un effort démesuré, et ils céderont, arrachant avec eux des morceaux de cartilage. Les séquelles peuvent être importantes. N'espérez pas non plus « étoffer » un maigrichon en choisissant des sports de force : la fabrication du muscle dépend d'hormones sécrétées uniquement à partir de la puberté. De ce fait, la musculation est le seul sport proscrit avant 17 ans, âge moyen auquel la croissance des garçons s'achève en général (15 ans pour les filles).

• **Respecter ses motivations.** « Le meilleur sport est celui que l'enfant a envie de pratiquer ! », explique le Dr Binder. Rien ne sert de le forcer, ou il abandonnera très rapidement… Certains ont d'ailleurs tendance à changer souvent de passion. Il faut les laisser faire. Ce n'est pas parce qu'une discipline les attire qu'ils s'y sentiront forcément à l'aise en la pratiquant. Laissez-les donc changer d'avis.

• **Doser les efforts.** Au-delà de trois heures de sport hebdomadaire extrascolaire, l'enfant doit être suivi, par un médecin spécialisé, pour prévenir l'apparition de désordres cardiovasculaire, ligamentaire, etc. « Il faut se méfier du surentraînement qui force un organe à fournir un effort dont il n'a pas les capacités, explique le Dr Binder. Une récidive des traumatismes, ou une baisse des performances scolaires doivent toujours alerter. »
L'enfant a souvent un libre arbitre flottant : il n'est pas conscient de ses limites et la souffrance ne l'arrête pas systématiquement. Il faut donc lui apprendre à « écouter » son corps, à ralentir et modifier son geste s'il ressent une douleur.

• **Rechercher un mieux-être.** Une activité sportive, choisie librement, apporte à l'enfant le culte de l'effort, de la persévérance, puis l'envie et la satisfaction de réussir. Il valorise et développe les règles du fair-play, apprend à tenir compte des autres. Mais il ne doit en aucun cas se sentir obligé de faire des prouesses. Même s'il n'est pas particulièrement doué, n'ayez pas l'air déçu. Laissez-le continuer à pratiquer sa discipline et réjouissez-vous seulement de le voir s'amuser.

■ *Top famille* n° 11, sept. 1997.

2 Une pratique intensive met en péril la croissance et la puberté

La croissance staturale résulte avant tout du développement du squelette jusqu'à l'âge adulte, et donc essentiellement de l'activité des cartilages de conjugaison. La croissance harmonieuse du squelette est sous la dépendance de l'intégrité des cartilages de conjugaison, de la présence d'hormones et de facteurs de croissance, d'un état nutritionnel satisfaisant. L'entraînement intensif des futurs jeunes champions en pleine croissance risque de mettre en péril certains ou les trois facteurs à la fois. Ainsi, une surcharge articulaire crée des lésions au niveau des cartilages ou entraîne une croissance disharmonieuse des membres, un déséquilibre tronc-jambes. L'activité physique intense modifie aussi l'environnement hormonal de l'organisme et peut générer chez les adolescents des troubles de la puberté. On sait aussi comment certains régimes associés à l'entraînement maintiennent de jeunes gymnastes dans une « enfance prolongée ».
Les substances dopantes si néfastes chez l'adulte deviennent catastrophiques employées chez les jeunes. Elles annulent tout espoir de bonne santé future.

■ *La pratique du sport*, Repères Pratiques, Nathan, p. 113.

CAS N° 41

L'enfant handicapé

Objectif

être capable de repérer les troubles du développement et du comportement chez l'enfant handicapé

Mise en situation

vous effectuez votre stage dans une école maternelle dont le personnel a accepté d'intégrer des enfants handicapés. On vous demande d'observer 2 enfants

1 **Agathe** est une petite fille de 10 ans. Elle est née prématurée et a dû être réanimée à la naissance. Agathe a gardé des séquelles neurologiques ; elle est handicapée mentale. Dans une classe de CP, assise devant un puzzle, Agathe regarde les autres enfants en se balançant mécaniquement, tape sur la table et finit par jeter le puzzle. Comme elle ne parvient pas à se faire comprendre par le langage, Agathe pousse des cris de plus en plus forts : elle est anxieuse et a besoin qu'on s'occupe d'elle. L'ATSEM vient la chercher, lui parle doucement et l'emmène vers le point d'eau. Agathe y trempe ses mains, remplit un gobelet et fait couler l'eau entre ses doigts. Elle a retrouvé son calme et sourit.

Dans l'après-midi, Agathe s'assoit à côté d'Émilie, 6 ans, lui tient la main et ensemble elles écoutent l'histoire musicale de « Pierre et le loup ». L'institutrice encourage Agathe : « écoute... Pierre danse sur le chemin. Est-ce que tu aimes danser ? » Agathe fait « oui » de la tête ; elle est ravie.

2 La maman de **Julien** a contracté la rubéole au cours de sa grossesse ; Julien est déficient visuel. À 3 ans, Julien ne veut pas marcher seul, refuse de lâcher la main de sa mère et pleure dès qu'il est en présence de personnes dont il ne reconnaît pas la voix. À l'école, il se déplace à quatre pattes et se cogne souvent aux meubles. Julien aime bien jouer avec Marie. Ensemble, ils font de la pâte à modeler, écoutent de la musique, mais Julien ne supporte pas que Marie s'en aille sans prévenir. Il la cherche, l'appelle en criant.

Monique, l'ATSEM de la classe, le prend par la main : « viens avec moi, nous allons préparer le goûter ». Monique lui fait sentir les odeurs, l'aide à étaler le fromage sur les tartines et le guide lorsqu'il place les tartines sur le plateau. « Est-ce que tu sais combien tu fais de pas pour aller jusque dans la classe ?... Non... Alors tu vas me donner la main et on va les compter ensemble ». Très fier, Julien entre en classe en marchant.

CAS N° 41

3 Complétez le tableau.

	AGATHE	JULIEN
Quelle est la cause du handicap ?		
Quelles mesures permettent de prévenir ce type de handicap ?		
Quelles sont les conséquences du handicap : – sur le développement ? – sur le comportement ?		
Quelles sont les actions de l'entourage qui aident au développement de l'enfant handicapé ?		

• Quels sont les avantages de l'intégration des enfants handicapés dans les établissements scolaires ?

4 Le dépistage précoce des handicaps de l'enfant est indispensable pour mettre en place une rééducation qui limitera les troubles liés au handicap et permettra à l'enfant une vie sociale. En vous aidant de vos connaissances sur le développement de l'enfant, complétez le tableau ci-dessous en relevant des faits et comportements qui peuvent alerter sur la présence d'un handicap chez l'enfant.

	ÂGE	HANDICAP VISUEL	HANDICAP AUDITIF
Petite section de crèche	2 à 12 mois		
Moyenne section de crèche	12 à 24 mois		
Grande section de crèche	2 à 3 ans		
École maternelle	3 à 5 ans		
École primaire	6 à 11 ans		

5 Martin, 5 ans, est un enfant atteint de myopathie. Il ne peut pas marcher et se déplace en fauteuil roulant. Quels aménagements doivent être prévus à l'école pour que Martin puisse être intégré dans celle-ci ?

FICHE RESSOURCE cas n° 41

L'enfant handicapé

I Le rôle du personnel auprès de l'enfant handicapé

• RÉPONDRE AUX BESOINS DE L'ENFANT

▷ *Besoin de sécurité*
L'ambiance autour de l'enfant doit être calme, gaie et sécurisante, afin de lui permettre de tenter des expériences motrices, de prendre des initiatives.

▷ *Besoin de relation*
L'enfant a besoin de contacts corporels, verbaux, avec l'adulte et avec ses pairs. Il faut toutefois veiller à maintenir une certaine distance par rapport à une relation qui deviendrait trop fusionnelle avec un adulte référent (pas d'investissement personnel mais professionnel).

▷ *Besoin de faire des expériences*
Il faut lui proposer des situations lui donnant « envie de faire », l'amenant à la réalisation concrète d'actes qui serviront de tremplin à de nouvelles expériences : réussir des choses simples correspond à un « exploit » pour un enfant avec un handicap.

• FAVORISER LE DÉVELOPPEMENT DE L'ENFANT
Autrement dit, il convient :
– de faire preuve de compréhension, de patience, d'indulgence ;
– de stimuler l'enfant pour lui donner envie de mieux faire ;
– d'aider l'enfant à se structurer de façon la plus cohérente possible (poser des interdits et des limites précises) ;
– être le plus objectif possible vis-à-vis des compétences de cet enfant en ne s'appropriant ni ses réussites ni ses échecs ;
– d'éviter de « surestimer » ses compétences, mais aussi de les « sous-estimer », donc lui confier des tâches à sa mesure ; il faut savoir le « laisser faire seul » ce dont il est capable ;
– de savoir utiliser les techniques d'éveil.
L'objectif n'est pas d'atteindre une « normalisation » de l'enfant, mais de favoriser des acquisitions motrices bénéfiques à son développement et à son autonomie.

• L'ENFANT DÉFICIENT MENTAL
Les difficultés de cet enfant vont dépendre de ses possibilités de compréhension et d'intégration des informations. Chaque enfant va présenter une palette diversifiée dans ses acquisitions psychomotrices tout en respectant un rythme qui lui est propre.
Les particularités de cet enfant seront plutôt de l'ordre d'un besoin de repères, du fait de sa compréhension plus lente et plus limitée, et de sa difficulté à s'approprier les informations et à s'adapter rapidement aux variations du milieu environnant. Si cet enfant ne se sent pas respecté dans son rythme et ses besoins, il peut développer des troubles du comportement.
Citons :
– une inertie dans la vie relationnelle, celle-ci se réduit à une communication non verbale (regard, sourire) ;
– des comportements répétitifs, stéréotypés ;
– des accès d'agitation (révélant l'angoisse) ;
– une crainte de l'échec ;
– une anxiété devant tout apprentissage ;
– des troubles du développement.

• L'ENFANT DÉFICIENT VISUEL
Il a une perception différente du monde car 50 % des informations générales transitent par le canal visuel. Le décodage et la représentation du monde extérieur sont plus longs à organiser. On note :

– *Un retard dans le développement psychomoteur* et plus particulièrement :
• un décalage dans l'âge de l'acquisition de la marche,
• des mouvements corporels non adaptés : mouvements de mains répétitifs, doigts dans les yeux, mouvements de balancement.
Ces attitudes sont nécessaires à l'enfant pour maintenir un sentiment de vécu corporel indispensable dans sa relation au monde.

– *Des troubles de la communication et de la relation :* l'annonce du handicap visuel qui peut être tardive dans certains cas (3 mois) peut avoir un grand ralentissement dans l'évolution de la relation mère-enfant. L'absence d'échanges par le regard peut susciter un malaise profond et bloquer la dynamique émotionnelle sous-jacente à la relation.
Ceci peut occasionner dans certains cas :
• des difficultés à communiquer : par exemple le repli sur soi, le retrait relationnel, la peur du contact avec les autres, l'anxiété, etc.,
• une tendance à la dépendance affective,
• un retard dans les acquisitions du quotidien et les étapes de l'autonomie.

Protection sanitaire et sociale de la famille

4e PARTIE

CAS

CAS N° 42

La protection maternelle et infantile

Objectif

être capable de présenter les différentes missions de la PMI

Mise en situation

vous travaillez en halte-garderie. De jeunes parents souhaiteraient savoir, s'il existe une structure où ils pourraient faire suivre leur bébé de 3 mois par un médecin, sans avoir à avancer les frais de consultations. Vous renseignez ce couple

CINQUANTE ANS D'HISTOIRE

La PMI a été mise en place au sortir de la guerre par l'ordonnance du 2 novembre 1945 pour réduire la mortalité infantile qui atteignait alors des chiffres impressionnants (jusqu'à 22 % des naissances). En fait, l'objectif est double : lutter contre la mortalité infantile et encourager la natalité. Les mesures mises en œuvre sont multiples : protection des enfants de moins de six ans ; remise obligatoire d'un carnet de santé à la naissance ; augmentation du nombre des consultations prénatales et de celles des nourrissons ; création de circonscriptions et de secteurs au sein de chaque département ; coordination des services sociaux. Peu à peu, l'évolution des besoins dépasse largement le cadre sanitaire, et les missions s'orientent vers une responsabilisation plus large des familles dans la prise en charge de la santé physique et mentale de leurs enfants. En 1983, la circulaire du 16 mars élargit les orientations de la PMI. Les consultations s'orientent vers une évaluation globale du développement de l'enfant en considérant son insertion dans son milieu familial. Elle ouvre également les centres de PMI sur la vie de quartier et préconise l'instauration d'activités d'éveil pour les enfants de moins de trois ans et la formation de « groupes de mères » autour de différents thèmes : soins d'hygiène, éducation à la propreté, développement du langage, jeu... Et c'est la loi du 18 décembre 1989 qui reprécise les missions de la PMI : « mesures de prévention médicales, psychologiques, sociales et d'éducation pour la santé », « actions de prévention et de dépistage des handicaps ainsi que des conseils aux familles pour la prise en charge de ces handicaps », « surveillance et le contrôle des établissements et des services d'accueil des enfants de moins de six ans ainsi que des assistantes maternelles ».

■*Viva*, déc. 1996

1 Quelle est la date de mise en place de la PMI ?

– Quels étaient ses objectifs lors de la création ?

– Quelles mesures a-t-elle mises en œuvre ?

2 La circulaire du 16 mars 1983 élargit les orientations de la PMI. Expliquez la phrase : « Les consultations s'orientent vers une évaluation globale du développement de l'enfant en considérant son insertion dans son milieu familial. »

3 Quel est l'intérêt des « groupes d'éveil » et des « groupes de mères » pour le développement des enfants ?

4 Quelles sont les missions de la PMI précisées par la loi du 18 décembre 1989 ?

5 Quelles sont les structures contrôlées par la PMI ? Donnez 3 exemples.

CAS N° 43

Les prestations familiales

Objectif

être capable de présenter les différentes prestations familiales et leurs conditions d'attribution

Mise en situation

vous travaillez dans une crèche familiale. Vous présentez à des parents, les différentes aides dont ils peuvent bénéficier pour faire garder leur bébé de 2 mois

1 M. et Mme Martin ont 4 enfants : Clément, 17 ans, lycéen ; Sophie, 12 ans collégienne ; Vanessa, 8 ans écolière ; Lucie, 2 mois.

• À quelles prestations la famille peut-elle prétendre ? Complétez le tableau en justifiant votre réponse.

PRESTATIONS	JUSTIFICATION

2 Mme Martin hésite entre deux solutions pour la garde de Lucie :

• prendre un congé parental à la suite de son congé de maternité.

• reprendre son travail et confier Lucie (2 mois) à une assistante maternelle.

Comparez les prestations auxquelles elle pourra prétendre dans chaque cas. Quelle solution vous semble la plus avantageuse ? (Salaire de Madame Martin : 1 220 € par mois)

CONGÉ PARENTAL	ASSISTANTE MATERNELLE

Les prestations familiales

Les principales prestations familiales

LES PRESTATIONS (AU 01/01/98)	LES CONDITIONS D'ATTRIBUTION	OÙ S'ADRESSER ?
L'allocation pour jeune enfant (APJE) • 153,05 €/mois/enfant, du 5e mois de grossesse aux 3 ans de l'enfant	• déclarer votre grossesse dans les 14 premières semaines; • passer les examens obligatoires pendant et après la grossesse; • conditions de ressources au-delà des trois mois de l'enfant.	• Caisse primaire d'assurance maladie • et Caisse d'allocations familiales
L'allocation parentale d'éducation • pour élever vos enfants jusqu'aux 3 ans du dernier; • 460,98 €/mois si vous n'exercez aucune activité; • 304,89 €/mois pour une durée d'activité inférieure à 50 % du temps légal; • 230,56 €/mois pour une durée d'activité entre 50 % et 80 % du temps légal.	• avoir au moins 2 enfants dont 1 de moins de 3 ans; • ne plus travailler ou à temps partiel; • avoir travaillé au moins 2 ans dans les 5 ans précédant la naissance avec 2 enfants ou dans les 10 ans avec plus de 2 enfants; • ne pas toucher de pension d'invalidité ou de retraite, une allocation de chômage ou l'allocation aux adultes handicapés.	• CAF
L'aide à l'emploi d'une assistante maternelle • pour réduire vos frais de garde jusqu'aux 6 ans de l'enfant; • règlement des cotisations sociales à l'Urssaf; • + 373,15 €/trimestre jusqu'aux 3 ans; • ou 186,57 €/trimestre entre 3 et 6 ans.	• déclarer votre assistante maternelle à l'Urssaf; • ne pas la payer plus de 5 fois le SMIC horaire (30,11 €) par jour et par enfant.	• CAF et URSSAF
L'allocation de garde d'enfant à domicile (Aged) • pour faire garder votre enfant de moins de 6 ans chez vous; • prise en charge des cotisations sociales dans la limite d'un plafond.	• déclarer votre employé à l'Urssaf; • les deux parents doivent travailler.	• CAF et URSSAF
Les allocations familiales • 106,64 €/mois pour 2 enfants; • 243,16 €/mois pour trois; • 370,45 €/mois pour quatre; • + 136,59 € par enfant supplémentaire; • majoration pour les enfants de plus de 11 ans (+ 30,03 €); • majoration pour les enfants de plus de 16 ans (+ 53,20 €).	• avoir au moins 2 enfants de moins de 19 ans.	• CAF
Le complément familial • fait suite à l'APJE; • 134,70 €/mois, quel que soit le nombre d'enfants.	• avoir 3 enfants de plus de 3 ans; • conditions de ressources.	• CAF
L'allocation de rentrée scolaire (ARS) • 64,01 € par an et par enfant.	• un ou des enfants de 6 à 18 ans; • recevoir une prestation de la CAF; • conditions de ressources.	• CAF
L'aide à la scolarité • entre 52,75 € et 168,91 € par an et par enfant selon les ressources.	• toucher l'ARS; • un ou des enfants de 11 à 15 ans; • conditions de ressources.	• CAF
L'allocation de soutien familial • 72,81 €/mois ou 97,08 €/mois.	• élever seul 1 enfant ou avoir recueilli 1 enfant.	• CAF
L'allocation de parent isolé • variable selon vos revenus et votre situation.	• vivre seul avec 1 enfant ou en étant enceinte; • conditions de ressources.	• CAF

■ ***60 Millions de consommateurs*, 3 avril 1998.**

CAS N° 44

Les droits de l'enfant

Objectif

être capable d'énoncer les principes de la convention relative aux droits de l'enfant

Mise en situation

vous travaillez dans un centre de loisirs primaires, vous participez à l'organisation d'une journée de sensibilisation sur le droit des enfants

1 Dans le tableau suivant, vous préciserez quels droits de l'enfant ont été, ou pas, été respectés.

SITUATIONS CONCRÈTES	RESPECT/NON RESPECT DES DROITS DE L'ENFANT
Françoise-Pierre a été abandonnée à sa naissance. Elle a été placée dans une pouponnière de l'ASE et un jugement à abandon lui a attribué un nom, un prénom et la nationalité française.	
Marie avait 8 ans lorsque ses parents ont divorcé. Elle vit depuis chez sa mère et celle-ci a l'obligation de confier Marie à son père pendant les vacances. À 13 ans, Marie a demandé à être entendu par le juge. Sa mère décidant de partir en province, Marie préférerait rester chez son père.	
Sofia, 12 ans, est venu du Zaïre avec sa tante qui l'a « vendue » à une famille de Lyon qui la faisait travailler clandestinement, sans salaire et avait confisqué son passeport. Elle n'allait pas à l'école, était souvent battue, travaillait 15 h par jour et souffrait de carences alimentaires. La famille, dénoncée par les voisins, a été condamnée et Sofia confiée à l'ASE.	

2 Court historique

Pendant des siècles, les enfants dans leur grande majorité, étaient considérés comme quantité négligeable. Enfants mendiants ou vagabonds, enfants battus, mourant de faim, vendus, abandonnés ; l'enfant n'avait d'intérêt que s'il pouvait travailler et n'était supporté que s'il acceptait son sort ; sinon, on s'en débarrassait. Chez les pauvres, on l'abandonnait, chez les riches, on l'oubliait chez une nourrice de campagne ou dans un couvent religieux.

La Révolution de 1789 qui a accordé « liberté, égalité, fraternité » aux adultes a oublié les enfants; tout au plus a-t-elle limité la puissance paternelle, mais l'enfant est toujours soumis à l'autorité unique de son père dont il ne peut contester les décisions.

Napoléon a laissé l'enfant sous la tutelle de l'autorité paternelle, qui pouvait aller jusqu'aux coups ou à la séquestration.

En 1841 naissent les premières loi qui réglementent et limitent le travail des enfants. Il faut attendre la fin du XXe siècle pour que la justice punisse les violences et les mauvais traitements sur les enfants. Cependant, l'enfant n'est toujours pas considéré comme un être humain à part entière; il ne peut pas jouir des droits et libertés des adultes.

Ce n'est qu'au XXe siècle que la société réfléchit sur un nouveau statut de l'enfant. La loi lui accorde des droits et impose aux adultes l'obligation de respecter et de protéger ces droits.

• Quelles sont les étapes de l'évolution du statut de l'enfant en France ?

• Les parents sont aujourd'hui les premiers responsables du respect des droits de l'enfant. Ils disposent de l'autorité parentale.

Quelle différence de sens peut-on faire entre :

PUISSANCE PATERNELLE	AUTORITÉ PATERNELLE	AUTORITÉ PARENTALE

• Quand la *Déclaration universelle des droits de l'enfant* a-t-elle été adoptée par l'ONU ?

• Les droits des enfants sont-ils universellement respectés ? Donnez des exemples.

3 En France, quelles mesures ou structures permettent de faire respecter les droits de l'enfant contenue dans les articles suivants :

• article 4 ?

• article 5 ?

• article 7 ?

• article 9 ?

FICHE RESSOURCE

cas n° 44

Les droits de l'enfant

1 Déclaration des droits de l'enfant : les dix principes

1 L'enfant doit jouir de tous les droits énoncés dans la présente Déclaration. Ces droits doivent être reconnus à tous les enfants sans exception aucune, et sans distinction ou discrimination fondées sur la race, la couleur, le sexe, la langue, la religion, les opinions politiques ou autres, l'origine nationale ou sociale, la fortune, la naissance, ou sur toute autre situation, que celle-ci s'applique à l'enfant lui-même ou à sa famille.

2 L'enfant doit bénéficier d'une protection spéciale et se voir accorder des possibilités et des facilités par l'effet de la loi et par d'autres moyens, afin d'être en mesure de se développer d'une façon saine et normale sur les plans physique, intellectuel, moral, spirituel et social, dans des conditions de liberté et de dignité. Dans l'adoption de lois à cette fin, l'intérêt supérieur de l'enfant doit être la considération déterminante.

3 L'enfant a droit, dès sa naissance, à un nom et à une nationalité.

4 L'enfant doit bénéficier de la Sécurité sociale. Il doit pouvoir grandir et se développer d'une façon saine ; à cette fin, une aide et une protection spéciales doivent lui être assurées ainsi qu'à sa mère, notamment des soins prénatals et postnatals adéquats. L'enfant a droit à une alimentation, à un logement, à des loisirs et à des soins médicaux adéquats.

5 L'enfant physiquement, mentalement ou socialement désavantagé doit recevoir le traitement, l'éducation et les soins spéciaux que nécessite son état ou sa situation.

6 L'enfant, pour l'épanouissement harmonieux de sa personnalité, a besoin d'amour et de compréhension. Il doit, autant que possible, grandir sous la sauvegarde et sous la responsabilité de ses parents et, en tout état de cause, dans une atmosphère d'affection et de sécurité morale et matérielle ; l'enfant en bas âge ne doit pas, sauf circonstances exceptionnelles, être séparé de sa mère. La société et les pouvoirs publics ont le devoir de prendre un soin particulier des enfants sans famille ou de ceux qui n'ont pas de moyens d'existence suffisants. Il est souhaitable que soient accordées aux familles nombreuses des allocations de l'État ou autres pour l'entretien des enfants.

7 L'enfant a droit à une éducation qui doit être gratuite et obligatoire au moins aux niveaux élémentaires. Il doit bénéficier d'une éducation qui contribue à sa culture générale et lui permette, dans des conditions d'égalité de chances, de développer ses facultés, son jugement personnel et son sens des responsabilités morales et sociales, et de devenir un membre utile de la société.

L'intérêt supérieur de l'enfant doit être le guide de ceux qui ont la responsabilité de son éducation et de son orientation ; cette responsabilité incombe en priorité à ses parents. L'enfant doit avoir toute possibilité de se livrer à des jeux et à des activités récréatives, qui doivent être orientés vers les fins visées par l'éducation ; la société et les pouvoirs publics doivent s'efforcer de favoriser la jouissance de ce droit.

8 L'enfant doit, en toutes circonstances, être parmi les premiers à recevoir protection et secours.

9 L'enfant doit être protégé contre toute forme de négligence, de cruauté et d'exploitation. Il ne doit pas être soumis à la traite sous quelque forme que ce soit.

L'enfant ne doit pas être admis à l'emploi avant d'avoir atteint un âge minimum approprié ; il ne doit en aucun cas être astreint ou autorisé à prendre une occupation ou un emploi qui nuise à sa santé ou à son éducation, ou qui entrave son développement physique, mental ou moral.

10 L'enfant doit être protégé contre les pratiques qui peuvent pousser à la discrimination raciale, à la discrimination religieuse ou à toute autre forme de discrimination. Il doit être élevé dans un esprit de compréhension, de tolérance, d'amitié entre les peuples, de paix et de fraternité universelle, et dans le sentiment qu'il lui appartient de consacrer son énergie et ses talents au service de ses semblables.

■ **DÉCLARATION ADOPTÉE PAR L'ASSEMBLÉE GÉNÉRALE DES NATIONS UNIES LE 20 NOVEMBRE 1989.**

2

La convention du 20 novembre 1989 est un texte qui réunit un ensemble de droits qui peuvent être regroupé en 3 catégories :

1 POURVOIR : droit de posséder, recevoir ou avoir accès à certaines choses, ou certains services, comme par exemple à un nom et à une nationalité, à des soins de santé, à l'éducation, au repos, au jeu, le droit des enfants handicapés ou orphelins à une attention particulière.

2 PROTÉGER : le droit d'être protégé contre des actes, ou des pratiques nuisibles, comme par exemple la séparation d'avec les parents, l'exploitation commerciale ou sexuelle, les violences physiques et mentales, la participation directe à des conflits armés.

3 PARTICIPER : le droit de l'enfant d'être consulté lorsque des décisions importantes affectant sa vie doivent être prises. À mesure que ses capacités augmentent, l'enfant devrait avoir de plus en plus de possibilités de prendre une part active à la vie de la société, pour se préparer ainsi à assumer ses responsabilités d'adulte.

■ ***DOSSIER D'INFORMATION* DE L'UNICEF.**

CAS N° 45

L'aide sociale à l'enfance

Objectif

être capable de citer les différentes missions de l'Aide sociale à l'enfance (ASE) et les structures permettant d'accueillir et de protéger l'enfant en danger

Mise en situation

vous travaillez dans un centre de PMI. Une mère de famille attend son deuxième enfant. Elle est inquiète car elle ne connaît personne à qui elle pourrait confier son fils de 5 ans au moment de son séjour à la maternité

1. Après avoir lu l'ensemble des documents, complétez les situations ci-dessous :

SITUATIONS	CATÉGORIE D'ENFANT	L'ENFANT RESTE-T-IL DANS SA FAMILLE ?/ OU STRUCTURE D'ACCUEIL	MISSIONS DE L'ASE
Angèle est abandonnée dès sa naissance.			
Mme U, enceinte de son 4e enfant, doit se rendre à la maternité pour accoucher. Son mari est hospitalisé suite à un accident de travail.			
Larrissa, 9 ans, est régulièrement maltraitée physiquement et verbalement par son père alcoolique.			
Mme I., mère de 3 enfants, a perdu son emploi. Elle a de grosses difficultés pour subvenir aux besoins de ses enfants.			
Jacques, 10 ans, a des troubles du comportement. Il ne va pas à l'école régulièrement et accumule du retard.			
Cathy, âgée de 16 ans, attend un enfant. Sa famille refuse de la garder.			

2. Jusqu'à quel âge les enfants peuvent-ils bénéficier du soutien de l'ASE ?

3. Par quelle structure est gérée l'ASE ?

FICHE RESSOURCE cas n° 45

L'aide sociale à l'enfance

I Missions et organisation

Références : loi n° 83-663 du 22 juillet 1983, article 37
Code de la famille et de l'aide sociale, article 40 (modifié par la loi n° 89-487 du 10 juillet 1989 - JO 14 juillet) et article 77
Depuis la décentralisation, le service de l'aide sociale à l'enfance (ASE) est un service non personnalisé du département chargé des missions suivantes :

– apporter un soutien matériel, éducatif et psychologique aux mineurs, à leur famille, aux mineurs émancipés et aux majeurs âgés de moins de 21 ans confrontés à des difficultés sociales susceptibles de compromettre gravement leur équilibre ;

– organiser dans les lieux où se manifestent des risques d'inadaptation sociale, des actions collectives visant à prévenir la marginalisation et à faciliter l'insertion ou la promotion sociale des jeunes et des familles ;

– mener en urgence des actions de protection en faveur des mineurs évoqués ci-dessus ;

– pourvoir à l'ensemble des besoins des mineurs confiés au service et veiller à leur orientation, en collaboration avec leur famille ou leur représentant légal ;

– mener, notamment à l'occasion de l'ensemble de ces interventions, des actions de prévention des mauvais traitements à l'égard des mineurs et, sans préjudice des compétences de l'autorité judiciaire, organiser le recueil des informations relatives aux mineurs maltraités et participer à la protection de ceux-ci.

Le service ASE est placé sous l'autorité du président du conseil général. Il revient donc au département notamment, d'organiser ce service, d'attribuer les prestations d'aide sociale à l'enfance (allocations, recueil…), de mettre en place un dispositif de recueil des informations relatives aux mineurs maltraités et de répondre aux situations d'urgence.

■ *Guide familial*, ESF.

CATÉGORIE D'ENFANTS PROTÉGÉS PAR L'ASE ET PLACÉS HORS DU FOYER FAMILIAL

CATÉGORIES D'ENFANTS	SITUATION FAMILIALE	RÔLE DE L'ASE
Enfant accueilli provisoirement	– Enfant ne pouvant plus être *momentanément* gardé par sa famille (hospitalisation, détention, décès…)	Place l'enfant dans un établissement (foyer-pouponnière) ou dans une famille d'accueil
Enfant en garde	– Enfant dont la famille est déficiente sur le plan moral et/ou éducatif et qui de ce fait perd ses droits, en tout ou en partie	Exerce les droits d'entretien, d'éducation et choisit avec les parents le mode de placement de l'enfant (pouponnière, foyer, maison d'enfant, village d'enfant…)
Enfant surveillé	– Enfant dont la famille a des carences éducatives, qui sera *retiré* temporairement du milieu familial	Place l'enfant temporairement dans un établissement ou une famille d'accueil Mène une action éducative auprès des parents pour les préparer au retour de l'enfant
Pupille de l'État	– Enfant orphelin – Enfant abandonné – Enfant de filiation inconnue – Enfant de parents déchus de l'autorité parentale	L'État a la tutelle de l'enfant, en assure la garde intégrale et facilite son adoption. L'ASE le confie : – à une famille d'accueil, – à un foyer de l'enfance ou pouponnière (si – de 3 ans) – dans une famille en vue d'adoption

CATÉGORIE D'ENFANTS PROTÉGÉS PAR L'ASE ET MAINTENUS AU SEIN DE LA FAMILLE

CATÉGORIES D'ENFANTS	SITUATION FAMILIALE	RÔLE DE L'ASE
Enfant secouru	– Enfant dont la famille a de grosses difficultés financières	Verse une allocation mensuelle pour l'éducation et l'entretien de l'enfant (prévention de l'abandon)
Enfant surveillé	– Enfant dont la famille a des carences éducatives, qui sera maintenu au foyer	Mène une action éducative auprès des parents pour améliorer les conditions de vie de l'enfant

CAS N° 46

L'enfant maltraité

Objectif

être capable de repérer des actes de maltraitance et d'effectuer un signalement

Mise en situation

vous travaillez en centre de PMI. Vous participez à l'élaboration d'une plaquette de sensibilisation à l'intention des usagers, sur les signes des mauvais traitements sur les enfants

La définition des « mauvais traitements » regroupe les violences physiques, morales, psychologiques ou affectives – commises de façon active ou passive – qui retentissent de façon notable sur l'état de santé de l'enfant et sur son développement.
Première forme de la maltraitance, les négligences : elles consistent la plupart du temps en des privations de nourriture ou de soins, en une mise à l'écart de l'enfant. La situation est repérable par l'entourage : l'enfant présente un état anormal de saleté, ou souffre de lésions dermatologiques. Il présente des retards moteurs, des signes d'anémie, de carences nutritionnelles ou d'insuffisance pondérale, voire un retard de croissance.
Deuxième forme, les brutalités physiques : l'enfant est secoué, subit coups de pied, coups de ceinture ou gifles, parfois une nourriture ingurgitée de force, ou une séquestration. Les professionnels peuvent légitimement soupçonner ces violences quand ils sont amenés à observer des hématomes au visage ou sur d'autres parties du corps, des plaies (provoquées par des lames, des ceintures, des liens) ou des brûlures (causées par des liquides bouillants, des fers à repasser, des radiateurs...), des fractures, des traumatismes crâniens, des lésions oculaires ou d'organes internes, parfois une calvitie (due aux cheveux arrachés).

Des conséquences indélébiles

Quelle que soit la souffrance subie, l'enfant garde toute sa vie des traces indélébiles d'un passé violent.
Sur le plan physique, les violences subies peuvent entraîner des handicaps ou des lésions à vie (déformation des membres, cécité partielle...). Un enfant abusé sexuellement pourra à l'âge adulte ressentir un mépris de son corps qui pourra, par exemple, l'entraîner vers la prostitution. Un adulte ayant souffert, enfant, de maltraitance aura des problèmes à se situer dans sa vie, à fonder une famille.
On peut également observer, chez l'enfant ou l'adolescent maltraité, une tendance dépressive ou suicidaire, un comportement violent, des fugues, une dépendance envers la drogue. L'agressivité, fréquemment constatée, sert parfois à l'enfant de réflexe de survie, l'amenant à sortir du cadre familial et à se défendre. Mais souvent mal maîtrisée, elle peut compromettre sa scolarité, et plus tard, son intégration sociale.

Des raisons complexes

Il semble certain que les mauvais traitements résultent souvent d'une accumulation de risques, liés à la fois à la personnalité des parents, à la situation de l'enfant, à une vulnérabilité sociale ou psychologique de la famille, ou à un événement déclenchant la violence. Pour les experts, les mauvais traitements sont d'abord favorisés par des antécédents familiaux. Mais d'autres paramètres interviennent : on rencontre chez l'adulte maltraitant des éléments de dépression, des troubles de la personnalité, plus rarement de réelles perversités. Les responsables d'abus sexuels auraient, selon les spécialistes, des problèmes d'immaturité affective et des interdits mal intériorisés durant l'enfance. Les abus sexuels, incluant l'inceste, seraient aussi favorisés par la promiscuité (petit logement, famille isolée, repliée sur elle-même...).
Certains facteurs peuvent aggraver la propension à la violence ou abaisser le seuil de tolérance à l'égard de l'enfant : l'alcool ou les mauvaises conditions de logement instaurant un climat familial excédé, un stress incontrôlé. Mais si la vulnérabilité sociale accroît les risques de maltraitance, il ne faut jamais oublier que les mauvais traitements touchent tous les milieux sociaux, y compris les plus aisés.
Enfin, les circonstances de l'accueil de l'enfant dans la famille peuvent être déterminantes sur le comportement à son égard : celui-ci peut être psychologiquement rejeté à la suite d'une grossesse non désirée, d'une naissance prématurée, d'un deuil ou d'une séparation.

■ *La Lettre de l'UNICEF*, avril 1995.

I Complétez le tableau en retrouvant les différentes formes de maltraitance ainsi que les conséquences qu'elles peuvent avoir sur les enfants.

CAS D'ENFANTS	Le père de Marc est en détention pour trafic de stupéfiants. Sa maman est rarement à la maison, s'occupe peu de lui, néglige ses repas. Marc n'a que 4 ans. Frêle, rarement propre, il a de grands cernes sous les yeux et une plaie au genou qui est infectée.	Julien, 10 ans, est le cinquième enfant d'une fratrie de huit. Né Prématuré, il a des difficultés scolaires et bégaie. Ses parents se désintéressent de lui, le traite de « nul, bon à rien... » Julien est très renfermé, fait des fugues, se montre très agressif et ne fait plus rien à l'école.	Sonia, 8 ans, est souvent violentée et brutalisée par son père. Coups sur la tête, injures, séquestrations dans la cave sont le quotidien pour cette petite fille qui ne dit rien à personne. Sa mère considère qu'elle mérite ce traitement car « elle est vilaine ».
FORMES DE MALTRAITANCE	négligence - manque de soins	désintérêt - manque affectif - violence psychologique	violence physique
CONSÉQUENCES POUR L'ENFANT	- amaigrissement - trouble de la croissance - risque d'infections	- dévalorisation - renfermement - problèmes scolaires	- peur - perte de confiance vis-à-vis des parents. - risque de blessures
SIGNES PERMETTANT DE DÉPISTER LA MALTRAITANCE	- manque de propreté - cernes sous les yeux - plaie infectée au genou	- agressivité - ne fait rien à l'école - solitude	- marques de coups. - fillette peureuse - tristesse. - solitude
PERSONNES POUVANT SIGNALER LA MALTRAITANCE	- institutrice - voisin - médecin	- institutrice - médecin scolaire	- institutrice - médecin scolaire - Voisinage.

2 Quels sont les facteurs favorisant la maltraitance ?

la personnalité des parents : dépression, alcoolisme
le vécu affectif " " : deuil, séparation
la situation socio-éco précarité : chômage. petit logement : Promiscuité

3 « Tout citoyen a l'obligation de signaler aux autorités les sévices infligés à des enfants de moins de 15 ans. Le non-signalement est puni de 1 à 3 ans » art. 62 du Code pénal.

Pourquoi préserve-t-on l'anonymat des personnes signalant un cas de maltraitance ?

Le signalement

Quand on se trouve face à un cas de maltraitance, il convient d'en faire le compte rendu aux personnes compétentes. C'est ce qu'on appelle le *signalement*.
L'obligation légale de signalement est faite à tout citoyen.

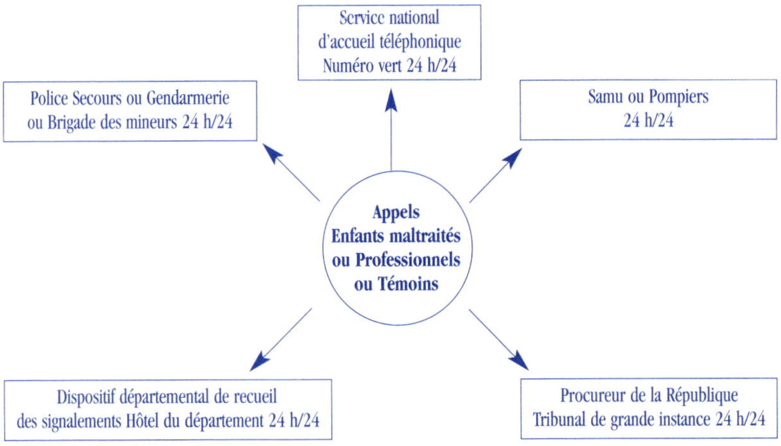

5e PARTIE

Le droit de la famille

CAS

CAS N° 47

La famille aujourd'hui

Objectif

repérer les évolutions de la structure familiale dans le temps

Mise en situation

lors d'un stage en école maternelle, vous remarquez que plusieurs enfants vivent avec un seul de leur parent ou ne portent pas le même nom que leur mère. Vous en cherchez les raisons

1

L'évolution du nombre de naissances légitimes et hors mariage depuis 1970

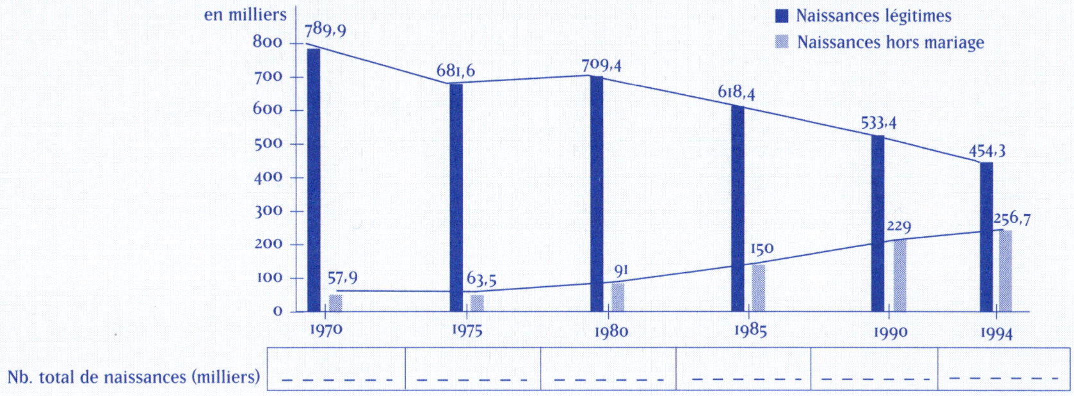

© Droits réservés

• Complétez les cadres en fin de tableau.

— On dit souvent que les Français veulent de moins en moins d'enfants. Qu'en pensez-vous ? Justifiez votre réponse.

• Comparez la courbe des naissances légitimes à celle des naissances hors mariage.

2 Comparez les 2 tableaux suivants et justifiez la phrase : « Aujourd'hui, les mariages sont plus tardifs, plus rares et moins définitifs ».

Évolution comparée des mariages et des divorces

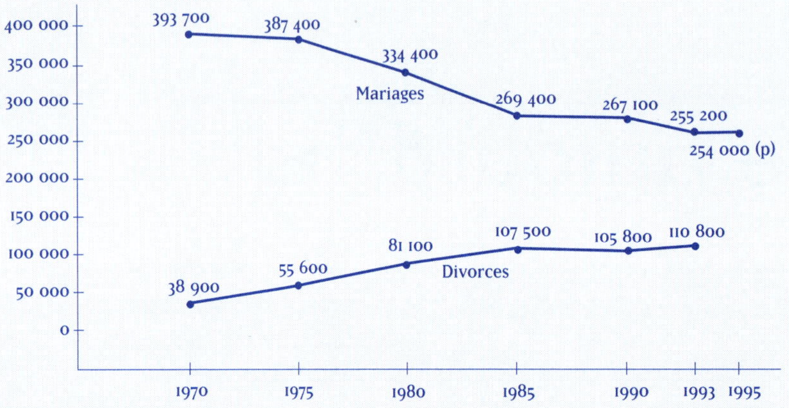

Âge moyen du premier mariage		
Années	**Hommes**	**Femmes**
1970	24,4	22,4
1980	25,2	23
1990	27,8	25,7
1994	29	27

(p) = Données provisoires

© Droits réservés

3

	Évolution de la structure des ménages	1968	1990
A	Personne vivant seule (%)	20,3	27,1
B	Famille monoparentale (%) Homme + enfant Femme + enfant	4,1 0,8 3,3	5,3 0,7 4,6
C	Famille couple (%)	**70,1**	**63,6**

© Droits réservés

• Cadre A. Comparez les chiffres et commentez.

• Cadre B. Définissez les termes « famille monoparentale » :

• Quelles évolutions remarquez-vous au sein de ces familles ?

• Cadre C. Quels types de familles sont comprises dans la catégorie « famille couple » ?

• Comparez les chiffres en gras. Que peut-on en conclure ?

4 Rédigez une phrase résumant l'évolution de la structure familiale au cours des 30 dernières années.

CAS N° 48

L'autorité parentale

Objectif

identifier les droits et obligations des parents et des enfants dans le cadre de l'autorité parentale

La filiation, (légitime, naturelle, adoptive) a deux effets essentiels :
- l'autorité parentale
- l'obligation alimentaire réciproque

1. L'autorité parentale est l'ensemble des droits et devoirs conférés aux parents sur la personne et les biens de l'enfant dans le but de l'élever convenablement, de subvenir à son entretien, de veiller à son éducation, sa santé, sa sécurité, sa surveillance et à la protection de ses biens.
L'autorité parentale s'exerce jusqu'à 18 ans ou jusqu'à 16 ans pour le mineur émancipé.
L'autorité parentale est confiée conjointement aux deux parents ; dans le cas d'une filiation naturelle, les deux parents doivent avoir reconnu l'enfant.
en cas de divorce ou de séparation, Le « droit de garde » a été modifié en « hébergement habituel de l'enfant » Ainsi, chacun des parents garde l'autorité parentale conjointe. Le parent qui n'héberge pas l'enfant doit cependant continuer à subvenir à son entretien par le versement d'une pension alimentaire.

Effets de l'autorité parentale à l'égard des enfants

L'enfant à tout âge doit le respect à ses parents. Il reste sous leur autorité jusqu'à 18 ans. Tout acte légal ou juridique important est soumis à l'accord des parents (mariage, contrat de location, achat important, vente d'un bien...).
Il ne peut, sans permission, quitter le domicile familial. Il reste sous leur responsabilité et ses derniers sont responsables des dégâts pouvant être causés par leur enfant.

Délégation et déchéance de l'autorité parentale

L'autorité parentale peut être déléguée à d'autres personnes ou à une institution, lorsque les parents renoncent à l'exercer ou lorsqu'ils se sont désintéressés de l'enfant depuis plus d'un an.
Un jugement de déchéance de l'autorité parentale peut être prononcé en cas de :
— condamnation pour abandon de famille (non paiement de la pension alimentaire, absence prolongée...) ;
— condamnation pour crime et délits sur l'enfant ;
— condamnation pour complicité d'un crime commis par l'enfant ;
— mauvais traitement, alcoolisme notoire, délinquance, défaut de soins, mettant en danger la sécurité et la moralité de l'enfant.
En cas de décès des parents ou de déchéance, l'autorité parentale est transmise à un tuteur désigné par le juge (parent proche, institution).

2. l'obligation alimentaire réciproque

Chaque membre de la famille doit subvenir à l'entretien (somme nécessaire pour se nourrir se loger, se soigner, se vêtir) de l'un des leurs qui est tombé dans le besoin.
Cette obligation alimentaire réciproque concerne les parents qui doivent assurer l'entretien de leurs enfants, même au delà de la majorité, et jusqu'à ce qu'ils puisent s'assumer seuls.
De la même manière, les enfants doivent subvenir aux besoins de leurs parents dans le besoin.
Notons que cette obligation alimentaire réciproque existe entre un individu, ses ascendants et descendants en ligne directe (grands-parents, enfant, petits enfants).

Dans le tableau suivant, vous direz comment s'exerce l'autorité parentale et vous justifierez votre réponse.

SITUATIONS	QUI EXERCE L'AUTORITÉ PARENTALE ET COMMENT ?	JUSTIFIEZ
M. et Mme L. ont 2 filles : l'aînée est née 1 an avant leur mariage, la cadette, 2 ans après.		
Maryse, mère célibataire, vit avec sa fille de 16 ans qui veut aller habiter Paris avec une amie.		
Karim et Abdel ont perdu leurs parents dans un accident de voiture.		
Jessy (17 ans) veut se marier avec Bruno (22 ans), dont elle est enceinte.		
Patricia (15 ans) a été arrêtée pour un vol dans un supermarché.		
Patrick est en CM2 ; il vit chez sa grand-mère qui en a la garde depuis que sa mère est partie il y a 2 ans.		
Laurent (19 ans) est au chômage après avoir fait un BTS. Ses parents lui disent de se débrouiller tout seul.		
Jacques (40 ans) refuse de payer la pension alimentaire pour ses 2 enfants sous prétexte qu'il n'en a pas la garde.		
Valentin (16 ans) veut une carte de retrait bancaire.		
Dimitri (12 ans) passe la moitié de la nuit dehors en compagnie de copains et commet de petits larcins.		

CAS N° 49

La filiation

Objectif

être capable de déterminer la filiation d'un enfant en fonction de la situation de sa famille et d'identifier les conséquences de cette filiation

Mise en situation

vous travaillez en maternité et on vous demande d'accompagner auprès des jeunes mamans la personne chargée d'effectuer les déclarations de naissances

1. Qu'est-ce que la « déclaration de naissance » ?

2. Par qui cette déclaration peut-elle être effectuée ? Dans quel délai ?

3. Sur quels documents la déclaration de naissance est-elle faite ?

4. Sylvie et Patrick Dubois sont mariés depuis 2 ans. Ils habitent St. Étienne. Sylvie a accouché le vendredi 15 janvier 99 à 16 h, à Lyon, d'un petit Frédéric.

- Quelles seront les mentions portées sur la déclaration de naissance de Frédéric ?

- Quelles sont les documents à fournir par les parents ?

- Indiquez et justifiez qu'elle sera la forme de filiation de Frédéric ? Quel nom portera-t-il ?

CAS N° 49

5 Brigitte Dupont est mère célibataire de Xavier, 2 ans. Jean Maurin, le père de Xavier l'a reconnu à la naissance. Brigitte vit avec Pierre Roulet depuis 1 an et ils désirent se marier.

• Quel est le type de filiation de Xavier ?

• Quel nom porte-t-il ? Pourquoi ?

• Xavier peut-il être reconnu ou légitimé par Pierre Roulet ? Pourquoi ?

• Quels sont les obligations de Jean Maurin vis-à-vis de Xavier ? Peuvent-elles être modifiées par le mariage de Brigitte ?

6 Quel document permet aux familles d'attester de leur situation et de celle de leurs enfants ?

• Quand et comment ce document a-t-il été délivré :

– à Sylvie et Patrick Dubois :

– à Brigitte Dupont :

La filiation

La déclaration de naissance

1

Dès que l'enfant paraît, il faut déclarer sa naissance à la mairie pour le faire inscrire sur les registres de l'état civil et sur le livret de famille. La loi n'impose pas cette démarche à la mère, mais au père. Si ce dernier n'est pas en mesure d'effectuer la déclaration, ce devoir revient au médecin, à la sage-femme, à la personne chez qui l'accouchement a eu lieu ou à toute personne qui y a assisté. Dans de nombreux hôpitaux, les agents de l'état civil passent régulièrement, ce qui permet aux femmes qui viennent d'accoucher d'effectuer cette démarche sur place.
L'inscription sur les registres est une formalité gratuite. L'officier d'état civil portera la mention du jour et de l'heure de naissance, du sexe de l'enfant et de ses prénoms. Il indiquera également les noms et les prénoms, ainsi que l'âge et la profession de la mère et du père ou, à défaut, du déclarant. Une copie de l'extrait de l'acte de naissance de l'enfant sera portée sur le livret de famille.
La déclaration de naissance doit être faite à la mairie du lieu de naissance, dans les trois jours qui suivent la naissance. Si le dernier jour tombe un samedi, un dimanche ou un jour férié, le délai est prolongé jusqu'au jour ouvrable suivant.
Pour effectuer la déclaration, vous devez vous munir :
• de la déclaration de naissance établie par l'hôpital ou la clinique ;
• du livret de famille, si vous en avez un ;
• d'une pièce d'identité pour chaque parent ;
• du carnet de grossesse, remis lors du premier examen prénatal. Les parents de nationalité étrangère doivent ajouter à ces documents leurs passeports ou leurs actes de naissance ou leur acte de mariage, et, si nécessaire, un certificat de coutume.

La filiation

2

On appelle filiation le lien juridique qui existe entre un enfant et ses parents. Qu'il soit charnel ou adoptif, c'est ce lien familial qui confère aux deux parties des droits et des devoirs (obligation d'entretien, devoir de garde, de surveillance et d'éducation).

La filiation légitime

La filiation maternelle est une réalité incontestable : l'enfant qui naît a pour mère l'accouchée. Dans les trois jours, le mari, père présumé, va déclarer la naissance à la mairie pour établir l'acte de naissance. L'officier d'état civil enregistre sa demande sans vérifier ses allégations qui font foi, jusqu'à preuve du contraire. Légalement, il suffit qu'un homme soit marié avec la mère d'un enfant qui vient de naître pour qu'il en soit le père (art. 312 du Code civil). Aucune reconnaissance de paternité n'est nécessaire.

La filiation naturelle

C'est la filiation normale d'un enfant né d'un père et d'une mère non mariés entre eux. Elle concerne le tiers des naissances annuelles. Cette filiation n'est pas automatiquement établie vis-à-vis des deux parents qui n'ont pas de devoir de fidélité. La présomption de paternité ne jouant pas, le père doit faire une reconnaissance de paternité pour établir la filiation. Celle-ci effectuée, la filiation naturelle a même valeur que la filiation légitime, comme le rappelle l'article 334 du Code civil : « L'enfant naturel a en général les mêmes droits et les mêmes devoirs que l'enfant légitime dans ses rapports avec ses père et mère. »
Lorsque l'enfant naturel n'a que sa filiation maternelle ou paternelle d'établie, il fait partie d'une famille monoparentale.
Vivant en union libre, nous venons de donner le jour à une petite fille, pouvons-nous avoir un livret de famille ?
Tous les parents ont droit à un livret de famille. Les couples mariés le reçoivent le jour du mariage civil. Les couples vivant en union libre peuvent en acquérir un au moment de la naissance de leur premier enfant, à condition d'avoir reconnu l'enfant tous les deux. Il vous suffit d'en faire la demande ensemble, auprès de la mairie de votre domicile.

Comment reconnaître un enfant ?

3

Pour reconnaître un enfant naturel, il suffit de s'adresser au bureau d'état civil de la mairie ou à un notaire. La mère n'a aucune démarche à effectuer si l'acte de naissance porte son nom et si elle élève l'enfant. Toutefois, si elle veut que l'enfant porte son nom, elle a intérêt à la reconnaître avant la naissance, l'enfant portant le nom du premier parent l'ayant reconnu.
Le ou les parents ayant reconnu l'enfant doivent subvenir à ses besoins. Si l'un d'eux ne participe pas à l'entretien de l'enfant, l'autre parent peut obtenir une pension alimentaire en s'adressant au tribunal.

■ *60 MILLIONS DE CONSOMMATEURS*, AVRIL 1998.

CAS N° 50

L'adoption

Objectifs

- *identifier les conditions requises pour adopter un enfant en France*
- *identifier les 2 formes de filiation adoptive*
- *rechercher les formalités à accomplir pour l'adoption internationale*

Mise en situation

vous travaillez dans un centre de loisirs. Julien, 9 ans, vous annonce avec joie qu'il va avoir une petite sœur qui est adoptée comme lui et que ses parents sont allés chercher à l'étranger

• *Situation A*

Alain a été adopté à l'âge de 5 mois par M. et Mme Benkache mariés depuis 5 ans. Le bébé a été proposé par l'aide sociale à l'enfance de la Seine-Saint-Denis ; il avait été abandonné par sa mère à la naissance qui préférait la solution de l'adoption, elle avait accouché sous X. Le bébé n'avait donc aucune filiation connue.

• *Situation B*

Diallo Anoma, jeune garçon ivoirien de 14 ans vit chez le couple Charles (40 et 45 ans) qui a obtenu un agrément pour adopter Diallo qu'ils accueillent depuis quelques années. La famille d'origine a consenti à l'adoption, le jeune garçon les voit quelquefois mais à la suite d'un placement judiciaire les relations sont difficiles.

Complétez le tableau.

	SITUATION A	SITUATION B
Situation de l'enfant		
Forme de l'adoption		
Conditions requises pour : Les adoptants Les adoptés		
Effets de l'adoption sur : Les liens de parentés L'état civil (nom, nationalité) L'autorité parentale		

• *Situation C*

Kim-Sue est un suberbe garçon de 2 ans. Il a été adopté par M. et Mme Dubois qui sont allés le chercher à Saïgon à l'âge de 6 mois en suivant la procédure légale de l'adoption internationale. Kim-Sue habite avec ses parents à Rueil-Malmaison, il a été abandonné par sa mère biologique qui a signé l'acte d'abandon à l'orphelinat central de Saigon.

Son dossier est en règle par rapport à la loi vietnamienne. Un avocat local a aidé M. et Mme Dubois pour les formalités en tenant compte de l'agrément français délivré par la DDASS. Pour rentrer en France les parents adoptifs ont dû faire une demande de visa pour Kim-Sue à l'ambassade de France à Saigon.

– Quelles démarches M. et Mme Dubois ont-ils dû accomplir ?

– Recherchez pour quelles raisons les familles se tournent vers l'adoption internationale ?

– Quels sont les risques de l'adoption internationale ?

– Pourquoi la France exige-t-elle un visa pour laisser Kim-Sue entrer en France ?

– Qu'est-ce qu'une OAA ? Quel est son but ?

L'adoption

1 En quoi la loi sur l'adoption est-elle devenue plus simple ?
Depuis la loi du Pr Mattei, datant du 5 juillet 1996, les démarches d'adoption sont facilitées. Elle est désormais ouverte aux personnes mariées depuis au moins deux ans ou aux plus de 28 ans. L'agrément des services sociaux, sorte de passeport obligatoire avant toute adoption, n'est plus réservé à un seul département, ce qui facilite les démarches en cas de déménagement.

Comment peut-on éviter de tomber dans un trafic ?
Pour adopter un enfant étranger, on peut soit faire une démarche individuelle, ce qui représente les trois quarts des adoptions internationales, soit passer par une OAA (Organisme agréé pour l'adoption). Il existe une cinquantaine d'OAA en France. Si les personnes ne sont pas suffisamment informées, elles peuvent être les proies d'intermédiaires véreux qui peuvent se faire payer des sommes folles. Pour éviter de telles dérives, les pays qui ont ratifié la convention de La Haye, en avril dernier, devront passer par l'autorité centrale dépendant des affaires du ministère des Affaires étrangères ou une OAA. Quant aux personnes qui souhaitent adopter un enfant dans un pays qui n'a pas ratifié la convention, ils peuvent se renseigner auprès de la Mission de l'adoption internationale ou auprès de notre fédération, afin de connaître le coût d'une telle adoption.

■ **Florence Lafond**
Nouvelle présidente de la fédération Enfance et Familles d'adoption.

Pourquoi les délais sont-ils si longs ?
Les chiffres expliquent d'eux-mêmes la situation. En France, moins de 4 000 enfants sont juridiquement adoptables et près de 14 000 familles sont en liste d'attente. Sans compter que, parmi les enfants adoptables, beaucoup ne correspondent pas aux désirs des familles, qui veulent essentiellement des bébés en bonne santé. Plus la demande est restrictive et plus l'attente est longue. Cela peut prendre entre 2 et 5 ans. Et puis, il y a la période pour obtenir l'agrément qui dure obligatoirement 9 mois. Pour un enfant étranger, cela varie complètement selon le pays, et selon l'OAA, car chacune a ses propres critères de sélection.

■ **Nadine Ker Armel,**
***Top Santé*, déc. 1998.**

2 Les enfants adoptables

ADOPTION PLÉNIÈRE
L'enfant doit être :
– âgé de moins de 15 ans ;
– accueilli depuis plus de 6 mois au foyer des adoptants ;
– si l'enfant a plus de 13 ans, il doit donner son consentement ;
– adoptable :
• pupille de l'État, (orphelins)
• déclaré abandonné ou,
• dont les parents ont « consenti à l'adoption ».

ADOPTION SIMPLE
– Aucune condition d'âge pour l'adoption simple.
– Parents ayant consenti à l'adoption.
– L'enfant doit rester 6 mois au foyer des adoptants avant le jugement d'adoption.
– Accord de l'enfant de plus de 13 ans.
Dans les 2 formes d'adoption, l'enfant doit avoir 15 ans de différence avec ses parents adoptifs.

3 Les conséquences de l'adoption

Elles sont différentes selon qu'il s'agit d'une adoption plénière ou d'une adoption simple.
Dans le cadre d'une adoption plénière, l'enfant cesse d'appartenir à sa famille par le sang, tout lien juridique avec elle est supprimé. L'adopté porte le nom de la personne qui l'a adopté et il acquiert immédiatement un lien de parenté à l'égard de tous les membres de sa famille adoptive. Il hérite comme s'il était un enfant légitime et acquiert de plein droit la nationalité française s'il a été adopté par un Français ou par un couple dont l'un des membres est français. L'intégration complète de l'enfant adopté dans sa nouvelle famille joue aussi pour les empêchements à mariage : il n'aura pas le droit d'épouser son frère ou sa sœur, bien que l'union ne soit pas consanguine.

Dans le cadre d'une adoption simple, l'enfant conserve ses liens juridiques avec sa famille d'origine et sa nationalité. Il porte un double nom : son nom d'origine, auquel il ajoute son nom d'adopté. L'autorité parentale est exercée par la famille d'adoption. Les liens familiaux continuant à être doubles, l'enfant adopté simplement hérite dans ses deux familles au rang d'enfant légitime. Cependant, dans sa famille d'adoption, il perd tout avantage fiscal et est considéré comme un étranger ; il paye donc des droits de succession de 60 % sur le montant dont il hérite.

■ ***60 Millions de consommateurs*, avril 1998.**

CAS N° 51

Le mariage

Objectifs

- *identifier les conditions légales du mariage*
- *identifier les droits, devoirs et les obligations des époux dans le mariage*

Sandrine assiste au mariage civil de sa sœur Régine à la mairie de Suresnes où elle habite et rapporte le déroulement de la cérémonie.

« Nous sommes entrés dans la salle des mariages à la mairie de Suresnes avec ma sœur Régine et son fiancé Olivier, nos familles et nos amis. Régine avait choisi pour témoin sa meilleure amie, pour Olivier ce fut son frère. Le maire (qui est l'officier d'état civil) est arrivé ceint de son écharpe tricolore, les futurs mariés se sont installés avec les témoins dans les fauteuils face au maire. Après quelques mots de bienvenue il leur a rappelé les droits et les devoirs des époux inscrits dans le Code civil et a pris leurs engagements de se prendre pour mari et femme devant la loi.

Ensuite le maire les a déclarés mariés et leur a présenté ses vœux de bonheur, un bouquet de roses fut remis à la mariée.

Les témoins et les mariés ont signé l'acte de mariage avec le maire dans le registre des mariages. Il leur a été remis le livret de famille contenant l'acte de mariage qui concrétise leur union. Ce fut une belle cérémonie avant d'aller à l'église l'après-midi. »

1 Où et quand les bans du mariage ont-ils été publiés ? Quel est leur rôle ?

2 Quel est le rôle des témoins lors d'un mariage ?

3 Pourquoi le mariage religieux a-t-il lieu après le mariage civil ?

4 Recherchez trois situations dans lesquelles le mariage de Régine et d'Olivier aurait été impossible et justifiez votre réponse.

IMPOSSIBILITÉ DE MARIAGE	JUSTIFICATION

5 Complétez le tableau en analysant les différentes situations présentées.

SITUATIONS	EST-CE POSSIBLE ?		CONDITIONS LÉGALES À REMPLIR	JUSTIFICATION
	OUI	NON		
Amélie (16 ans) et Serge (20 ans) veulent se marier.				
Antoine et Marie décident de se marier dans la semaine.				
Julie est divorcée depuis 3 mois et veut se remarier avec Paul.				
Les parents de Fatou veulent l'obliger à épouser son cousin germain.				
Nadia et Farid veulent se marier religieusement.				

6 Lors du mariage de Régine et d'Olivier, le maire a lu les engagements concernant les droits, les devoirs et les obligations des époux :

Code civil (extraits)

Art. 212 : Les époux se doivent mutuellement fidélité, secours et assistance.

Art. 213 : Ils assurent ensemble la direction morale et matérielle de la famille, ils pourvoient à l'éducation des enfants et préparent ensemble leur avenir.

Art. 214 : Les époux contribuent aux charges du mariage à la proportion de leurs facultés respectives.

Art. 215 : Les époux s'obligent mutuellement à une communauté de vie. La résidence de la famille est un lieu qu'ils choisissent d'un commun accord.

Complétez le tableau en donnant des exemples concrets.

ENGAGEMENTS LIÉS AU MARIAGE	EXEMPLES
Devoirs entre époux – – –	
Obligations familiales – – –	

FICHE RESSOURCE cas n° 51

Le mariage

Avant d'indiquer les formalités à accomplir en vue de la publication des bans, il convient de préciser les règles à respecter dans tous les cas tenant à l'âge minimum des futurs époux et à leur consentement. Il faut également évoquer le remariage et les cas où le mariage est impossible.

LES CONDITIONS LÉGALES

Une femme peut se marier dès l'âge de 15 ans et un homme dès 18 ans. Toutefois, une dispense d'âge peut être accordée par le président de la République pour « motifs graves » (si la femme est enceinte, notamment).

Les futurs époux doivent consentir tous deux au mariage à défaut, le mariage est nul. Le consentement des parents (ou du conseil de famille) n'est pas nécessaire, sauf si l'un des futurs époux est mineur ou majeur sous tutelle.

En cas de remariage, l'homme n'a pas de délai particulier à respecter alors que la femme veuve ou divorcée est tenue d'attendre 300 jours après la dissolution de sa précédente union (c'est le délai de viduité). Elle peut cependant se remarier avant l'expiration de ce délai, si elle prouve au moyen d'un certificat médical qu'elle n'est pas enceinte.

D'autre part, le mariage est interdit entre parents ou alliés en ligne directe (ascendant-descendant) et entre parents de ligne collatérale (frère-sœur, oncle-nièce, tante-neveu).

OÙ S'ADRESSER ?

Le mariage est célébré à la mairie de la commune où l'un des époux a sa résidence en présence de l'officier d'état civil (le maire ou un adjoint). On tient compte du lieu où il réside pendant le mois qui précède la publication des bans. Pour les mineurs, la résidence est celle des parents. Dès que la date du mariage est fixée, il convient d'en avertir la mairie qui vous indiquera les documents à fournir et s'occupera de la publication.

LA PUBLICATION DES BANS

Elle consiste en l'apposition d'une affiche destinée à informer les tiers du projet de mariage et à révéler, éventuellement, un empêchement ou une opposition.

Cette publication est possible dès que l'un des époux a fourni un certificat médical prénuptial à la mairie.

Les bans sont affichés pendant 10 jours à la porte de la mairie où se déroulera le mariage, lequel ne peut être célébré avant l'expiration de ce délai.

LES PIÈCES À FOURNIR

Dans tous les cas :

– un certificat médical prénuptial pour chacun des futurs époux, établi par un médecin moins de 2 mois avant la publication des bans ; des imprimés particuliers sont fournis par la mairie ;

– une attestation sur l'honneur de domicile et de célibat remplis par les deux futurs époux ;

– un extrait d'acte de naissance datant de moins de 3 mois (ou de moins de 6 mois s'il est délivré par un consulat) mentionnant la filiation complète de chacun d'eux ;

– une pièce d'identité (carte nationale d'identité, passeport...) ;

– la liste des témoins accompagnée de leur état civil complet (nom, prénoms, date et lieu de naissance) et de leur profession et domicile ;

– si un contrat de mariage est prévu, un certificat atteste que ce contrat est en cours de rédaction ; les époux doivent demander à leur notaire de leur délivrer ce certificat. En tout état de cause, le contrat de mariage doit être rédigé avant la célébration du mariage à la mairie (mais il peut être fait le même jour).

Dans certains cas particuliers.

Les personnes mineures doivent fournir également la dispense d'âge délivrée par le procureur de la République ainsi que l'autorisation de leurs parents (ou du conseil de famille).

Les personnes veuves doivent ajouter la copie de l'acte de décès du précédent conjoint ou un acte de naissance ou encore une fiche d'état civil portant mention du décès.

Les personnes divorcées doivent apporter la preuve de la dissolution de leur précédente union par la production, soit d'un extrait d'acte de naissance mentionnant le divorce, soit d'un extrait d'acte de mariage portant cette mention, soit d'une copie du jugement.

■ Extrait du mensuel n° 909B d'avril 1998 ; Revue *Le Particulier*, 21 boulevard Montmartre 75076 Paris cedex 02.

CAS N° 52

Le PACS et l'union libre

Objectif

être capable de définir les différences juridiques et leurs conséquences entre PACS et union libre

Mise en situation

vous travaillez dans un centre social ; des jeunes vous demandent de leur expliquer les différences entre pacs et union libre

I L'union libre

• Donnez une définition de l'union libre et précisez l'intérêt de la faire confirmer par un certificat de vie commune.

• Complétez le tableau suivant.

SITUATION	CONSÉQUENCES
Laure et Éric vivent ensemble depuis 4 ans ; Laure, enceinte, ne travaille pas et désire bénéficier de la Sécurité sociale d'Éric.	
Laure a fait un gros emprunt pour acheter une voiture et demande à Éric de l'aider à payer.	
Laure est locataire de leur appartement. Éric refuse de payer le loyer.	
Ils se demandent s'il ne pourraient pas faire un déclaration d'impôts commune.	
Laure accouche d'un petit Julien. Quelles démarches doivent-ils faire ?	
Qui exercera l'autorité parentale ?	
Que se passerait il si le couple se séparait : sur le plan du logement, de l'autorité parentale ?	

CAS N° 52

2 Le PACS

• Que signifie ce sigle ?

• Dans le tableau suivant, déterminez les personnes qui peuvent ou non signer un PACS. Justifiez.

SITUATIONS	OUI	NON	JUSTIFICATION
Bruno et Lucie vivent ensemble depuis 2 ans et désirent signer un PACS.	X		
Marc (40 ans) et Jean (52 ans) sont deux frères célibataires. Jean ne travaille pas, Marc voudrait que son frère bénéficie de sa Sécurité sociale.			
Jules (70 ans) voudrait signer un PACS avec sa nièce pour qu'elle puisse être propriétaire de ses biens à son décès.			
Marie (16 ans) voudrait se « pacser ! » avec Hugues (20 ans) pour pouvoir vivre ensemble.		X	non car Marie est mineure, elle n'a que 16 ans
François et Pierre vivent ensemble depuis 9 ans. Le PACS leur paraît une bonne solution pour officialiser leur union.			

CAS N° 52

• Les effets du PACS. Complétez le tableau.

SITUATIONS	EFFETS DU PACS
Les devoirs entre partenaires	
L'adoption	
Les biens	
Les impôts	
L'autorité parentale	
Les prestations sociales	

• Quelles sont les différences importantes entre PACS et union libre ?

FICHE RESSOURCE

cas n° 52

Le PACS et l'union libre

L'union libre

Un homme et une femme vivent ensemble sans être mariés et désirent obtenir certains droits sociaux accordés aux couples mariés.
Droit à certaines prestations sociales (Sécurité sociale, prestations familiales...), réductions réservées aux couples...
Pour en bénéficier, un certificat de vie commune doit être établi par le juge aux affaires familiales.

La vie à deux en union libre

Les personnes vivant en union libre sont considérées par la loi comme deux « amis » sans aucun lien familiaux :
- chacun conserve la propriété de ses biens ; il n'a pas l'obligation légale de participer aux dépenses courantes ;
- les partenaires sont considérés comme des contribuables distincts ;
- ils sont responsables de leurs propres dettes ;
- le propriétaire ou le locataire du logement en dispose librement (vente, arrêt du bail) mais il est seul responsable des charges ou du loyer. En revanche, l'autre partenaire peut conserver le logement en location s'il y vit depuis plus d'un an ;
- certains organismes sociaux reconnaissent l'union libre (Sécurité sociale, CAF).

Situation de l'enfant

Les concubins qui ont reconnu leur enfant avant l'âge d'1 an exerce en commun l'autorité parentale (loi du 08/01/93).
Ceci n'est possible que si les parents vivent ensemble et s'il peuvent produire un acte de communauté de vie.
L'enfant naturel porte le nom de son père quand les parents l'on reconnu ensemble, ou de celui qui l'a reconnu le premier.

■ EXTRAITS DE *LES CLÉS DE LA VIE* PAR LE CONSEIL RÉGIONAL DES NOTAIRES DE LA COUR D'APPEL DE VERSAILLES.

Le pacte civil de solidarité

C'est un contrat conclu entre deux personnes majeurs de sexe différents ou de même sexe.
Il est sans effets sur la filiation et l'autorité parentale.
Il ne donne pas droit à l'adoption ni à la procréation médicalement assistée.
Le PACS est impossible : entre parents et alliés proches ; si l'un est marié ou a déjà conclu un PACS ; si l'un est mineur (même émancipé) ; si l'un est placé sous tutelle.

Les démarches

1 – Rédiger un contrat constatant l'engagement à être lié par un PACS et précisant les modalités matérielles (partage des dépenses de la vie courante, du loyer...)
2 – Se présenter en personne et ensemble au greffe du tribunal d'instance pour le faire enregistrer.

Droits et obligations entre partenaires

- Ils doivent s'aider mutuellement et matériellement.
- Ils sont tenus solidaires des dettes de chacun pour les besoins de la vie courante et des dépenses liées au logement.
- En cas de départ ou de décès, le contrat de location sera transféré à l'autre partenaire pour la durée du bail.
- La loi prévoit que chaque partenaire est propriétaire de la moitié des biens acquis après la conclusion du PACS.
- Les partenaires font l'objet d'une imposition commune sur les revenus à compter du 3e anniversaire du PACS.
- Le partenaire qui n'est pars couvert par la Sécurité sociale bénéficie sans délai de celle de son partenaire ainsi que des prestations sociales.
- Les partenaires peuvent demander à prendre leurs congés ensemble.

Fin du PACS :
- Immédiatement d'un commun accord par déclaration commune au greffe du tribunal.
- 3 mois après la signification de l'un des partenaire au greffe du tribunal.
- À la date du mariage si l'un des partenaire se marie avec un tiers. Il doit en informer l'autre par signification au tribunal.

CAS N° 53

Le divorce

Objectif

définir les différentes formes de divorce et en repérer les conséquences

Mise en situation

vous travaillez dans une garderie maternelle. On vous signale le cas de plusieurs enfants dont les parents sont divorcés et on vous demande de vérifier lequel des parents a la garde de l'enfant avant de le laisser partir

Situation A: Mme A. est mariée depuis 15 ans à M. A., alcoolique, qui a déjà eu plusieurs actes de violence envers son épouse après un excès de boisson. Mme A. a décidé de demander une séparation de corps et le divorce après intervention de la police qui a emmené M. A. en garde à vue. Mme A., a été victime de coups et blessures constatés par un médecin.

Situation B: M. et Mme B. ne s'entendent plus, ils ont décidé de divorcer d'un commun accord. Ils ont 2 enfants mineurs.

Situation C: M. et Mme C. ont un fils de 13 ans. Voici 7 ans Mme C. a quitté le domicile conjugal pour vivre avec son concubin en laissant son fils. M. C. désirant se remarier décide d'en finir avec le divorce qui en était resté à la séparation de corps.

CAS N° 53

I Complétez le tableau.

	FAMILLE A	FAMILLE B	FAMILLE C
Cause du divorce			
Forme du divorce			
Étapes du divorce			
Conséquences pour les enfants : – résidence – autorité parentale – entretien			

Le divorce

Les différentes formes de divorce

1

Les procédures prévues par la loi diffèrent selon que les époux sont d'accord ou non pour divorcer.

Le divorce par consentement mutuel

• Sur demande conjointe

Cette procédure, qui ne peut être entamée qu'après six mois de mariage, est à la fois la plus rapide, la moins onéreuse et la moins éprouvante pour le couple : celui-ci, en effet, n'a pas besoin d'exposer les raisons de sa décision.

Les époux sont d'accord sur le principe et les modalités matérielles de la séparation (éducation des enfants, logement, répartition du patrimoine, pension alimentaire, etc.). Leur accord se traduit par l'établissement d'une convention qui règle leurs rapports pendant la procédure et après la séparation.

Cette convention est ensuite soumise au juge aux affaires familiales qui peut éventuellement la modifier lors d'une audience de conciliation. Le jugement de divorce peut être prononcé après un délai de réflexion minimum de trois mois.

• Sur demande acceptée

Dans ce cas, l'un des époux expose par écrit au juge les raisons pour lesquelles il souhaite divorcer. Le juge transmet ensuite la demande motivée à l'autre époux.

Si celui-ci l'accepte, la procédure est engagée. Après une audience de conciliation, où le juge peut prendre des mesures provisoires, le tribunal prononce le jugement de divorce, généralement aux torts partagés des époux. Le partage des biens communs peut alors être engagé.

Si la demande est rejetée, la seule solution est d'engager une procédure contentieuse pour faute ou rupture de la vie commune.

Le divorce pour faute

Dans sa demande, l'époux demandeur doit préciser les fautes reprochées à l'autre et en apporter les preuves. Dans cette procédure conflictuelle, le juge joue un rôle modérateur en incitant les époux à régler à l'amiable les conséquences matérielles du divorce.

Faute d'accord lors de l'audience de conciliation, le juge peut refuser ou prononcer le divorce et répartir les torts en fonction des dossiers constitués par les époux. Le jugement peut être contesté en appel dans le mois qui suit.

Le divorce pour rupture de la vie commune

Une procédure particulière est ouverte aux époux qui vivent séparés depuis plus de six ans. Une fois acceptée la preuve de la durée de cette séparation, le divorce est en général prononcé sans difficultés.

■ *Les Clefs de la vie*
Conseil régional des notaires
de la cour d'appel de Versailles.

Conséquences du divorce pour les enfants sur le plan juridique

2

Le JAF (Juge aux affaires familiales) confie la garde des enfants à la mère ou au père, exceptionnellement à un tiers dans le seul intérêt de l'enfant. De plus le juge accorde l'autorité parentale conjointe lorsque les parents sont d'accord.

L'époux qui n'a pas la garde des enfants a un droit de visite et d'hébergement, il conserve la surveillance de l'éducation et pour l'entretien de l'enfant, il verse une pension alimentaire qui peut être révisable.

Le nom de l'enfant et sa filiation ne changent pas.

3

ET APRÈS LA SÉPARATION OU LE DIVORCE DES PARENTS ?

En cas de séparation, l'autorité parentale continue à être exercée par les deux parents ; seul un acte de justice peut décider le contraire. Après le divorce, les décisions importantes continuent donc à être prises par les deux parents. Une fois encore, c'est un principe auquel un juge ne peut déroger qu'au nom de l'intérêt de l'enfant. Dans ce cas, l'autorité parentale peut être attribuée à l'un des parents aux termes de la convention de divorce ou d'une décision du juge aux affaires familiales.

L'intérêt de l'enfant doit être compris comme son plus grand avantage personnel concernant son mode de vie, son épanouissement, son équilibre, son avenir...

Pour l'apprécier, le juge ne tient pas compte du conflit entre époux : il peut décider, dans l'intérêt de l'enfant, que l'autorité parentale sera exercée par la mère ou le père même si le divorce a été prononcé à leurs torts exclusifs. Le juge tiendra notamment compte des sentiments exprimés par l'enfant lui-même.

400818 (III)-(5,8)-OSB-100°-C2000

MASSON Éditeur
21, rue Camille-Desmoulins
92789 Issy-les-Moulineaux
Dépôt légal : février 2005

Achevé d'imprimer en janvier 2005
par Normandie Roto Impression s.a.s.
61250 Lonrai
N° d'imprimeur : 04-3371

Imprimé en France

Nous remercions les éditions Le particulier pour l'autorisation gracieuse de reproduction de divers documents.

Le Particulier
Le journal de vos affaires depuis 1949

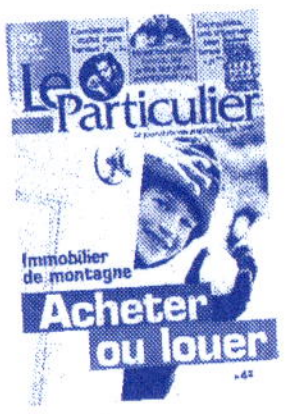

Économie de la famille, le mensuel de référence.

Des informations indispensables pour tout comprendre et faire valoir ses droits.

Logement, Argent, Famille, Santé, Vie professionnelle, Consommation, Internet, Environnement, Société...

Le Particulier,
vos affaires, il en fait son affaire

Le Particulier, 21 bd Montmartre 75076 Paris Cedex 02
Service lecteurs - Tél : 01 40 20 71 73